AF501192

NATURE ET PATHOGÉNIE

DES

TROPHONÉVROSES

(REVUE CRITIQUE)

PAR

Eduardo LAVALLE Y CARVAJAL

Docteur en médecine de la Faculté de Paris

PARIS

G. STEINHEIL, ÉDITEUR

2, RUE CASIMIR-DELAVIGNE, 2

1895

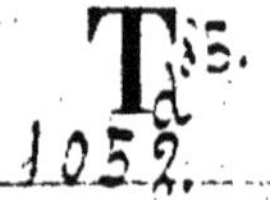

NATURE ET PATHOGÉNIE

DES

TROPHONÉVROSES

(REVUE CRITIQUE)

IMPRIMERIE LEMALE ET Cie, HAVRE

NATURE ET PATHOGÉNIE

DES

TROPHONÉVROSES

(REVUE CRITIQUE)

PAR

Eduardo LAVALLE Y CARVAJAL

Docteur en médecine de la Faculté de Paris

PARIS

G. STEINHEIL, ÉDITEUR

2, RUE CASIMIR-DELAVIGNE, 2

1895

NATURE ET PATHOGÉNIE

DES

TROPHONÉVROSES

(REVUE CRITIQUE)

AVANT-PROPOS

Nous avons choisi pour notre thèse de Doctorat un sujet excessivement vaste. Pour le faire entrer dans un cadre si restreint il nous a fallu l'écourter le plus possible, l'envisager d'une façon très générale, en ne touchant que très légèrement aux problèmes les moins obscurs de la question. Nous exposons en quelques lignes les enseignements qu'on peut tirer de la physiologie expérimentale et de l'observation clinique lorsqu'il s'agit de démontrer la possibilité de l'intervention directe du système nerveux dans la genèse des affections dites *trophiques*. Ayant eu en vue spécialement les *trophonévroses* du tégument externe et, dans le nombre, celles qui peuvent être attribuées à une *névrite périphérique*, nous ne nous arrêtons sur aucune en particulier, effleurant seulement certains détails cliniques et anatomo-pathologiques des mieux étudiés afin d'en déduire quelques considérations d'ordre général.

Le sujet a attiré notre attention dès le début de nos études médicales. Le terme *troubles trophiques,* entendu si souvent à l'hôpital à propos de maladies si dissemblables à première vue, a éveillé toujours dans notre esprit l'idée de quelque phénomène pathologique indéterminé et mal connu, sur lequel on mettait une étiquette de même nature. Avec notre inconscience de néophyte nous avons voulu aborder le mystère et confectionner ce travail avec les éléments de notre enquête. Nous avons si peu réussi dans notre prétentieuse tentative, que nous n'osons nous présenter devant la Faculté qu'en réclamant toute la bienveillance de notre jury.

D'ailleurs, la partie que nous présentons de notre travail n'est composée que de quelques notes prises dans les livres de nos maîtres. Nous nous gardons bien d'en tirer des conclusions personnelles, ce serait trop d'audace de notre part.

Notre devoir est d'adresser dans cette circonstance nos très respectueux remerciements à nos maîtres de la Faculté de médecine et des hôpitaux de Paris. Nous emportons dans notre pays le meilleur souvenir de la bienveillance inépuisable que les Professeurs qui représentent aujourd'hui la science médicale française, ont témoignée à un de leurs élèves le plus effacé.

Nous prions notre maître M. Lancereaux d'accepter l'hommage de notre gratitude. Ses leçons et ses conseils ont été pour nous le guide le plus utile dans notre éducation médicale.

M. le professeur Straus nous a fait un grand honneur en acceptant la présidence de cette thèse. Nous lui sommes très reconnaissant de nous avoir accordé une faveur si recherchée.

Influence des lésions nerveuses sur la nutrition des tissus.

La physiologie nous enseigne que, à l'état normal, le système nerveux n'exerce pas une influence directe, essentielle, sur la nutrition des différentes parties du corps ; mais que, d'autre part, la lésion d'un nerf peut être suivie de certaines altérations dans les tissus auxquels il se distribue. Ces altérations ont reçu le nom de *troubles nutritifs ou trophiques.*

Le trouble trophique sous ses diverses formes, occupe aujourd'hui une place de premier ordre dans le tableau symptomatique des maladies de l'encéphale, de la moelle épinière et du système nerveux périphérique. Il peut atteindre tous les tissus, et ceux-ci, d'après leur susceptibilité à être affectés dans leur nutrition, peuvent être classés dans l'ordre suivant : 1° tissu nerveux ; 2° muscles ; 3° peau et ses annexes ; 4° os ; 5° viscères (Arnozan).

L'étude des lésions trophiques débute pour ainsi dire avec les travaux de Claude Bernard, de Cruveilhier et de Waller. Brown-Séquard comme physiologiste et Charcot dans le domaine de la clinique, ont depuis fait avancer la question d'un grand pas, la plaçant à la hauteur où elle se trouve actuellement.

C'est l'expérimentation sur les animaux qui a ouvert la voie à cette intéressante étude. Dès 1749, Haller et

Quesnay avancent, dans leur *Traité de la gangrène*, que si on sectionne tous les nerfs qui se rendent à un membre, il est frappé de certains troubles qui peuvent aboutir à la gangrène. A la fin du siècle dernier, Bichat attire l'attention des physiologistes sur ce fait qu'il lui a été donné d'observer : la suppuration du testicule survenue à la suite de la section des nerfs spermatiques. Il nie cependant, dans son *Anatomie générale*, la possibilité de provoquer la gangrène d'un membre par la section de ses troncs nerveux. Dans la première moitié de notre siècle, Magendie décrit les lésions particulières du globe oculaire qu'il provoque en sectionnant le trijumeau ; Schrœder van der Kolk constate des troubles de nutrition dans les membres à la suite de la section du sciatique. En 1849, Brown-Séquard obtient des résultats analogues en répétant les expériences de van der Kolk. Vulpian présente à la Société de biologie, en juin 1854, la patte postérieure droite d'un chien offrant une nécrose avec chute des dernières phalanges de chaque doigt, et consécutive à la section du nerf sciatique correspondant. Ce même physiologiste raconte dans ses leçons avoir vu un cobaye sur lequel Valtat avait pratiqué la section du sciatique, atteint d'une éruption crustacée des parties correspondantes. Romberg cite de nombreux cas de sections nerveuses suivies d'ulcérations, d'éruptions vésiculeuses, de desquamation épidermique, de la chute des ongles ou des poils, etc.

Immédiatement après ces résultats connus, de multiples expériences se succèdent. On coupe des nerfs à des chiens, chats, lapins et cobayes et beaucoup de ces tentatives, la plupart on peut dire, ne provoquent pas les altérations attendues. Hébréard et Wolff (de Halle) réfutent, en 1817, les faits avancés par Haller et Quesnay en se basant sur un certain nombre d'expériences négatives. Plus près de nous, Vulpian, au moment où il s'occupait de la dégénération et de la régénération des nerfs, opère de nombreuses sections nerveuses sur différents animaux et ne voit jamais survenir chez eux les troubles trophiques signalés. Tiedemann raconte avoir coupé à un chien, dans l'aisselle, tous les troncs nerveux du membre antérieur; huit mois après, la sensibilité et la motilité reparurent, et il n'eut à aucun moment des troubles trophiques.

Grand nombre des expériences de Brown-Séquard nous fournissent encore des faits contraires à l'influence que les sections nerveuses peuvent exercer sur la nutrition des tissus. Ce physiologiste a pratiqué des centaines de sections médullaires et des nerfs périphériques et ne signale de véritables désordres trophiques consécutifs que dans les cas particuliers dont nous nous occuperons tout à l'heure. Nous citerons dès maintenant deux de ses expériences qui semblent être les plus compromettantes à l'égard du rôle joué par la suppression de l'innervation dans les désordres nutritifs. Dans la première, on voit un jeune chat qui survécut pendant trois mois à la destruction d'une portion considérable de la moelle lombaire, et chez lequel, non seulement les altérations nutritives ne se déclarèrent point, mais encore les membres postérieurs continuèrent à se développer normalement. Dans la seconde, il s'agit de sept cobayes présentés à la Société de Biologie en 1893, amputés de la cuisse immédiatement après la section du nerf sciatique et du crural. Au moment de la présentation les opérations dataient de deux, trois, six et dix mois; la nutrition des sept moignons n'avait offert le moindre trouble; la cicatrisation s'était faite très rapidement, beaucoup plus que chez un témoin amputé aussi de la partie inférieure de la cuisse, mais chez lequel la section du sciatique et du crural n'avait été pratiquée qu'au niveau de l'amputation. En dehors de ces cas, Brown-Séquard a constaté qu'après la section de la moelle, les plaies et les brûlures des membres paralysés guérissent aussi vite qu'à l'état normal et les fractures se consolident très rapidement dans les mêmes conditions. Les expériences de sections nerveuses s'accordent donc bien avec cette conclusion de M. Bouilly (*Des lésions traumatiques portant sur des tissus malades.* Thèse, 1877) : « .....les traumatismes opératoires portant sur des tissus vicieusement innervés ne paraissent pas avoir une marche spéciale. Les plaies qui leur succèdent se cicatrisent fréquemment sans aucun trouble..... ».

Voyant que les simples sections nerveuses échouaient le plus souvent, les physiologistes commencèrent à multiplier dans leurs laboratoires les *irritations* ou les *sections incomplètes* des nerfs ou de la moelle. Ces dernières expériences furent couronnées d'un meilleur succès. Le seul trouble nutritif constant après la *section simple* n'était que l'*atrophie musculaire* : elle fut mise sur le compte de l'*inactivité fonctionnelle* de l'organe visé. En *irritant* les nerfs périphériques ou les centres nerveux on provoquait un *excès* d'action nerveuse sur les tissus, et de là résultaient les *véritables troubles trophiques*, les *troubles actifs* observés si fréquemment. Delpech devançait de plus de vingt ans les expérimentateurs en disant dans la *Revue médicale* de 1832, que les désordres cutanés consécutifs à la blessure d'un nerf provenaient, non du fait de sa section, mais de la compression qu'il subissait par la condensation du tissu induré de la cicatrice dans laquelle il se trouvait englobé par la suite. Cette compression pouvant être considérée comme unecause constante d'irritation, il s'ensuit que Delpech fut un partisan de la *théorie irritative* avant qu'on songeât à la fonder.

Onimus et Legros trouvent une différence très tranchée entre la marche et les caractères des atrophies ayant pour cause une absence d'action nerveuse, et celles qui résultent de la compression ou de l'irritation des nerfs. Pour Onimus, la suppression de l'influence nerveuse (*section complète*) n'arrête pas la nutrition des tissus ni les phénomènes vitaux qui en dépendent, tandis que son augmentation (*irritation*) exagère le mouvement nutritif et aboutit plus facilement aux désordres trophiques. « Pour que la nutrition normale de l'élément anatomique puisse s'effectuer, dit-il, il est nécessaire que l'influence du système nerveux ne s'exerce pas d'une manière constante ; il faut qu'en un point quelconque du trajet du nerf, moteur ou sensitif, il n'y ait pas une cause d'irritation permanente qui amène à sa suite des oxydations dans ces éléments et modifie leur composition chimique..... L'action du système nerveux, provoquant le fonctionnement des organes, amène l'usure des principes immédiats qu'ils renferment ; il dénourrit pour ainsi dire. C'est justement par exagération de ce rôle dans certains cas pathologiques, qu'il détermine des lésions trophiques dans les éléments qui reçoivent leur influence. » Weir Mitchell est à peu près du même avis que les deux auteurs précédents. Il pense que la *blessure partielle* d'un nerf peut déterminer des perturbations bien plus considérables et plus rapides que sa *section complète.*

Brown-Séquard a été le premier à mettre en avant la *théorie irritative*, et Charcot, lui accordant une importance capitale dans l'espèce, l'a soutenue de toute son autorité et mis en jeu sa puissante logique pour la faire accepter.

La clinique prodigue des faits assez nombreux et assez démonstratifs pour construire des bases très solides à cette théorie.

Le résultat imprévu de deux de ses expériences permit à Brown-Séquard d'établir une différence bien nette entre les effets de l'*absence d'action* et ceux de l'*action morbide* du système nerveux. Ayant vu des centaines d'animaux survivre pendant des mois à la section complète de la moelle sans avoir présenté d'autre trouble trophique qu'une atrophie musculaire très lente à se produire, il fut frappé des deux faits suivants : Chez deux des animaux en expérimentation une exostose se forma au niveau de la section et vint comprimer le bout inférieur de la moelle. Six jours après, l'atrophie des muscles des membres postérieurs était déjà assez marquée et des ulcérations gangreneuses apparurent au sacrum et à la cuisse.

Nous croyons utile de rappeler un certain nombre d'expériences favorables à la théorie irritative. Krimer, Brachet, Müller et Peipers, A. Moreau, Wittich, Schiff, en irritant mécaniquement ou au moyen de produits chimiques les nerfs qui se rendent au rein, provoquent des altérations dans la nutrition de cet organe. Ces mêmes expérimentateurs, se contentant de pratiquer la section simple et complète de ces nerfs, n'obtiennent, la plupart des fois, que des résultats négatifs.

MM. les professeurs Hayem et Pitres et M. Vaillard ont produit expérimentalement la chute des ongles, des plaques de sphacèle et même la nécrose d'un ou plusieurs orteils, en irritant le sciatique au moyen d'injections interstitielles d'éther. Samuel obtient des perturbations dans la nutrition de l'œil en galvanisant le ganglion de Gasser à des lapins.

En irritant les corps restiformes chez des cobayes, Brown-Séquard a réussi à produire le sphacèle du pavillon de l'oreille (1).

Lorsque la section complète de la moelle ou d'un tronc nerveux est suivie d'une réaction inflammatoire, alors les choses se passent comme dans les cas d'irritation

(1) A propos de ces expériences, un fait curieux a été noté par ce physiologiste : les petits de ces cobayes naissaient avec des échancrures multiples sur le pavillon de l'oreille, mais ils ne présentaient aucune lésion pédonculaire. Il paraît que l'hérédité chez eux portait sur le trouble trophique, avec exclusion de la lésion nerveuse qui l'avait produit chez les parents.

nerveuse. Ceci semble démontré expérimentalement par le résultat qu'obtint Brown-Séquard sur un cochon d'Inde auquel il pratiqua une section transversale complète de la moelle au niveau de la deuxième ou troisième vertèbre lombaire, qui fut suivie d'une myélo-névrite du bout inférieur. Deux jours après la section, apparurent des ulcérations superficielles et des hémorrhagies sous-cutanées à la partie postérieure des membres paralysés, et bientôt après il se forma une large eschare près du coccyx. La rapidité de l'apparition de ces troubles ne permet pas de les attribuer aux traumatismes soufferts par les membres paralysés; l'animal était isolé et sa paralysie l'empêchait de se mordre lui-même. Il fut sacrifié quelque temps après, et voici les principales lésions qu'on trouva à l'autopsie:

Les traces de la section étaient très visibles. A ce niveau les méninges adhéraient intimement à la moelle; il était difficile de les séparer des corps vertébraux. La méningo-myélite et l'irritation inflammatoire des racines antérieures et postérieures furent constatées au microscope. Le bout supérieur de la moelle ne présentait aucune altération. Le nerf sciatique était atteint de névrite: tubes nerveux moniliformes; dans les renflements on voyait des amas de myéline fragmentée qui avaient l'aspect de corps granuleux; quelques cylindres-axes avaient complètement disparu et d'autres étaient à peine visibles. Les muscles fessiers et pyramidaux, ceux de la cuisse et du mollet, étaient jaunâtres, ramollis et très diminués de volume.

Actuellement nous croyons qu'on peut faire rentrer tous les faits de section complète suivie de troubles trophiques proprement dits dans la catégorie des désordres irritatifs ou inflammatoires, considérant que ces sections, grâce au peu de soins antiseptiques pris généralement dans les expériences, ont provoqué une névrite active du bout inférieur, comme dans le cas de Brown-Séquard que nous venons de rapporter.

Irritations expérimentales négatives. — De même que les sections simples, les irritations nerveuses expérimentales ne produisent pas toujours les effets désirés, loin de là. Elles donnent des résultats favorables un peu plus souvent et voilà tout. Ceci s'explique facilement ; la résistance du système nerveux des animaux à expériences est telle, qu'on réussit rarement chez eux à provoquer une névrite véritable par les moyens irritatifs habituels. Les mécomptes sur ce terrain sont beaucoup plus fréquents que les succès. Arnozan et Salvat ont été les premiers à constater microscopiquement une névrite consécutive à une irritation expérimentale (communication faite à la Société d'anatomie et de physiologie, dans sa séance du 6 mars 1883).

Sur le nerf sciatique d'un cobaye, mis à nu dans l'étendue d'un centimètre, ces expérimentateurs laissent tomber goutte à goutte, pendant une demi-heure, de l'éther sulfurique. L'animal paraît ressentir d'abord une vive douleur, mais quelques minutes après, l'anesthésie du membre est complète. Bientôt la patte, dont le sciatique a été ainsi irrité, perd tous ses mouvements.

Pendant huit jours les choses restent exactement dans cet état, sans qu'aucun trouble vienne s'ajouter à la paralysie et à l'anesthésie. Au bout de ce temps, le cobaye est sacrifié. On constate au microscope des lésions très manifestes de névrite parenchymateuse sur toute la partie du nerf située au niveau et au-dessous du point irrité.

Nous ne citerons que quelques-unes des expériences négatives d'irritation nerveuse.

Paul Bert et Herman répètent grand nombre des expériences de Krimer, Brachet, Müller et Peipers, Moreau, Schiff, etc., et ne réussissent pas à produire de troubles trophiques.

Dans le laboratoire de M. Vulpian, MM. Ch. Richet, Leloir et Rochefontaine, ont irrité de plusieurs façons des nerfs périphériques chez différents animaux, et les résultats, consignés dans la thèse de Leloir, ont été toujours négatifs au point de vue des troubles trophiques. La plupart des expériences ont été pratiquées sur les sciatiques ou sur les intercostaux ; ces nerfs, mis à nu dans une certaine étendue, ont été traités par des injections interstitielles irritantes faites avec des solutions concentrées de sulfate de cuivre, de nitrate d'argent, ou avec de l'ammoniaque, du chlore, de l'essence de moutarde, de l'huile de croton, etc., etc. ; ou bien, on les a dilacérés avec des aiguilles trempées préalablement dans ces liquides caustiques.

En pratiquant plusieurs fois des ligatures sur le cordon nerveux, on a à peu près reproduit les cas de compression, d'irritation constante, qui se présentent maintes fois dans la pathologie humaine (compression d'un nerf par cal vicieux de fracture, ou par une tumeur, par exemple), et cependant les altérations consécutives recherchées, ne sont toujours pas venues couronner de si habiles tentatives.

Nous avons entrepris un certain nombre d'expériences sur l'irritation du sciatique dans le laboratoire de M. Lancereaux. Chez trois chiens et deux chats, et successivement sur les deux membres postérieurs de ces animaux, nous avons mis à nu le nerf sciatique dans une étendue de trois centimètres. Pour ce faire, nous nous sommes entouré du plus grand nombre de précautions aseptiques et antiseptiques possible. Les nerfs mis à nu de cette façon, ont été traités de la manière suivante : trois fois on a fait la section nette, mais incomplète, portant à peu près sur la moitié de l'épaisseur du tronc nerveux ; quatre fois on a dilacéré le nerf dans l'étendue d'un centimètre, en se servant de ciseaux émoussés ; trois fois des injections intra-nerveuses d'éther sulfurique ont été pratiquées. Immédiatement après, les membres opérés ont été protégés par un pansement ouaté. Il ne nous a été donné de suivre ces cinq sujets que pendant un mois. Voici les seuls symptômes que nous avons pu relever chez eux : Hyperesthésie notable de tout le membre à partir du lendemain de l'opération, et pendant les quatre ou cinq premiers jours ; retour apparent à la sensibilité normale dès le quinzième jour. Mouvements volontaires nuls pendant la première semaine ; mais l'animal répond par des mouvements très étendus du membre aux piqûres et aux pincements très légers. A la fin de la deuxième semaine, la marche devient à peu près normale, le membre est appuyé sur le sol sans gêne notable. L'atrophie musculaire n'est pas appréciable. On constate jusqu'au dernier moment l'intégrité complète de toute la surface tégumentaire du membre opéré (les poils furent soigneusement rasés avant chaque expérience, pour mieux se rendre compte de la moindre menace d'ulcération cutanée) (1).

(1) Nous suivons depuis trois mois quatre chiens sur lesquels nous avons pratiqué la résection de 1 à 2 centim. du nerf sciatique, le plus haut possible. En dehors de la paralysie, de l'anesthésie et d'une atrophie musculaire très appréciable, ces chiens n'ont présenté jusqu'à maintenant la moindre trace d'ulcération trophique du côté de la peau des membres opérés. Les expériences ont été pratiquées avec toute l'asepsie bien relative qu'on peut obtenir dans un laboratoire d'anatomie pathologique. La cicatrisation des plaies

Quelques faits cliniques favorables a la théorie irritative. — La clinique nous offre, nous l'avons déjà dit, bien plus souvent que la physiologie expérimentale, des exemples d'irritations nerveuses très nettes, entraînant à leur suite des troubles trophiques divers. Il faut dire aussi que bien plus nombreuses sont encore dans la pathologie humaine les observations de lésions irritatives du système nerveux non accompagnées de ces troubles, surtout si l'on ne tient compte que de leurs manifestations cutanées, celles que nous visons particulièrement. En effet, parmi les symptômes des blessures des nerfs périphériques, par exemple, les désordres qui nous occupent sont les plus infidèles. Et cependant, les meilleures preuves à l'appui de la théorie irritative doivent être tirées précisément de cette symptomatologie. Ces traumatismes nerveux doivent être placés à côté des lésions expérimentales. Dans la plupart des cas ils produisent des *sections incomplètes*, déchirures, écrasements, auxquels s'ajoute généralement l'infection de la plaie. A propos des blessures des nerfs, Charcot insiste encore pour établir une différence bien tranchée entre les effets de la *section nette et complète* d'un nerf et les effets de son *irritation*. Les suites de cette dernière qu'on observe le plus fréquemment sont, d'après lui : les éruptions vésiculeuses (*zona*) ou bulleuses (*pemphigus aigu*), des érythèmes, le faux phlegmon, le Glossy Skin, l'ichthyose locale, l'atrophie *rapide* des muscles, les arthropathies, les périostites et souvent la nécrose. Les faits observés

s'est faite assez rapidement et sans suppuration, malgré les difficultés éprouvées pour maintenir en place les pansements antiseptiques.

par Weir Mitchell, J.-R. Morehouse et W. Keen pendant la guerre de sécession des États-Unis d'Amérique, sont de ce genre.

On voit souvent la compression d'un point quelconque du système nerveux par des tumeurs, cals de fracture, etc., provoquer les accidents signalés plus haut. Ces cas sont encore favorables à la théorie irritative.

Nous citerons quelques-unes des observations qui nous semblent les plus démonstratives à cet égard.

Duplay et Morat rapportent un cas de blessure du nerf sciatique par balle, avec cicatrisation rapide du trajet, qui fut suivie de l'apparition de *phlyctènes et d'ulcérations avec perte de substance* sur le pied correspondant. Quatre mois plus tard le malade présentait une atrophie notable du membre à partir du genou : orteils crochus ; ongles recourbés, écailleux et un ulcère perforant du talon.

Denmark (*Med.-chirurg. transactions*, t. IV) relate l'observation d'un jeune soldat qui reçut une balle dans le triceps brachial, au-dessus du condyle interne de l'humérus. Après guérison de la plaie, il commença à souffrir d'une forte névralgie de l'avant-bras et un ulcère d'aspect gangreneux se forma à la paume de la main. On pratiqua l'amputation du bras et on put constater qu'une portion de balle était restée fixée dans le nerf radial. Le nerf était très hypertrophié au-dessus et au-dessous du corps étranger.

Nous empruntons à la thèse de Leloir les trois observations qui vont suivre. Les deux premières lui sont personnelles ; la troisième appartient à M. le Dr Bergeron (résumées).

Blessure du nerf médian. Éruption pemphigoïde au niveau

des régions innervées par ce nerf. Lésions des ongles. Service de M. Péan, 1881. — Blessure du poignet droit suivie de perte de la sensibilité du médius, de l'index et du pouce. Formation d'une cicatrice adhérente aux parties profondes. Quelque temps après, éruption de petites bulles de pemphigus sur la pulpe de plusieurs doigts. Phlyctènes à la face palmaire de la phalangette du pouce, à la face palmaire de la deuxième phalange et de la phalangette de l'index. Trois exulcérations à la pulpe du médius qui ont succédé à des phlyctènes formées dès le cinquième jour après la blessure. Le reste de l'épiderme de la pulpe de ce doigt est épais, dur, desquamé. Sillon transversal sur les ongles du médius et du pouce, témoignant d'un trouble dans leur nutrition.

Blessure du nerf médian. Troubles trophiques consécutifs. Pemphigus à petites bulles. Lésions des ongles. Service de M. Péan, 1880. — Blessure par éclat de verre au niveau de la région antérieure et moyenne de l'avant-bras. Engourdissement du médius et de l'index au moment de l'accident. Un mois après, la plaie étant déjà cicatrisée, éruption bulleuse à la pulpe de l'index et du médius. Dans le courant de l'année, l'ongle de l'index devint malade et tomba pour se reproduire trois fois successivement. La dernière phalange était un peu gonflée, et, un jour, il se produisit une ulcération avec nécrose de la phalangette ; celle-ci fut extraite. L'année suivante, de nouvelles bulles se formèrent sur l'annulaire et l'ongle se déforma.

Section d'une branche du nerf radial. Troubles trophiques consécutifs. Pemphigus à petites bulles. Lésions des ongles et de la peau. — Plaie peu profonde de la région antérieure du poignet. Cicatrisation par première intention. Insensibilité complète du pouce, de l'index, de l'éminence thénar et un peu de l'annulaire à son extrémité interne. Dès le dixième jour on voit apparaître un léger œdème des parties anesthésiées avec tendance à la desquamation. Déformation des ongles du pouce, de l'index et du médius. Petites bulles de pemphigus sur la pulpe du pouce et de l'index. Abaissement de la température des parties anesthésiées. Le malade n'est pas suivi.

Rouget rapporte le fait d'un cultivateur qui reçut une charge de plomb sur la partie moyenne de la face interne du bras gauche. On voyait au fond de la plaie l'artère humérale et la veine basilique déchirées, et plusieurs nerfs, surtout le brachial cutané interne, déchirés et contusionnés. La cicatrisation fut rapide, mais trois mois après apparut une éruption de petites vésicules sur l'avant-bras correspondant.

Vitrac a vu une saignée pratiquée sur la céphalique, être suivie le lendemain d'engourdissement et de fourmillements de l'avant-bras, vers sa partie externe. Bientôt le membre devint froid, des taches livides se montrèrent et une gangrène se déclara. L'amputation fut jugée nécessaire, et en disséquant la partie amputée on trouva une *section incomplète du nerf musculo-cutané externe*; pas trace de lésion artérielle. Le même auteur a observé l'ulcération gangreneuse de la portion phalangettienne de l'annulaire consécutive à une blessure de la région carpienne, ayant intéressé probablement quelques filets du nerf médian (1).

Parmi les nombreux faits de cette nature, rapportés dans le livre de Weir Mitchell, il y en a un relatif à l'ulcération de toute la face dorsale de la main, avec rétraction de trois doigts, survenue à la suite d'une flexion violente du poignet. En examinant le membre amputé, le chirurgien américain trouva le nerf médian rouge et volumineux au voisinage du ligament annulaire et quelques renflements sur les nerfs digitaux.

(1) A ce propos, Vitrac rappelle qu'Ambroise Paré raconte avoir constaté le sphacèle de la pulpe de quelques doigts survenir à la suite d'une saignée qu'il pratiqua sur le roi....

Charcot a publié et commenté une observation sur un cas d'éruption pemphigoïde de la face dorsale de la main et des doigts, survenue à la suite d'une lésion des filets nerveux qui se distribuent à ces parties, et dont le point de départ fut une cicatrice vicieuse. Un homme avait eu un phlegmon de la face dorsale de l'avant-bras gauche, qui avait nécessité une large incision. Peu de temps après, il commence à éprouver des fourmillements et des élancements sur cet avant-bras, qui semblent partir de la cicatrice laissée par l'incision du phlegmon, et se répandent dans la main et dans les doigts (pouce, index et médius). En même temps, les forces avaient diminué notablement et la sensibilité s'était totalement abolie. Les muscles de la main et de l'avant-bras s'atrophient rapidement. Il se fait une rétraction en demi-flexion des quatre derniers doigts. La cicatrice d'où paraissent partir les sensations douloureuses est très indurée, rétractée, adhérente aux parties profondes; elle est située sur le trajet de la branche terminale superficielle ou cutanée de Cruveilhier du nerf radial. Les bulles de pemphigus, sans auréole inflammatoire, siègent sur la partie externe de la face dorsale de la main gauche et à la face dorsale de l'index, du médius et de l'annulaire. On peut voir une de ces bulles se former en quelques heures, se remplir d'une sérosité transparente, arriver quelquefois jusqu'au volume d'une noisette et crever après en laissant à sa place une ulcération rouge et superficielle qui tarde de 15 à 20 jours à se cicatriser. Dans ce cas, l'apparition des bulles n'est pas accompagnée de la moindre exacerbation dans les douleurs, et paraît être indépendante des accès névralgiques dont souffre le malade dans tout le membre supérieur gauche. Cet état persiste sans modification notable pendant quelques années, au bout desquelles l'avant-bras droit, jusqu'alors indemne, devient faible, ses muscles commencent à s'atrophier et sa sensibilité s'émousse.

M. Charcot met les troubles observés à l'avant-bras et à la main gauche sur le compte de l'irritation et de la compression que la branche cutanée de Cruveilhier doit subir dans la cicatrice en question, et attribue l'atrophie et l'insensibilité qui débute au membre droit à une névrite ascendante.

Tout le monde connait le fait si intéressant raconté par Paget. La compression du nerf médian, par le cal d'une fracture du radius, détermine des ulcérations sur le pouce, l'index et le médius de la main correspondante. Les ulcérations disparaissent lorsqu'on maintient l'avant-bras fléchi sur le bras, pour reparaître aussitôt que l'extension du membre renouvelle la compression du tronc nerveux. A côté de cette observation, on peut placer celle de M. le professeur Raymond, d'un homme porteur d'une cicatrice au coude, sur le trajet du nerf cubital, qui voyait de *temps en temps* apparaître des éruptions phlycténoïdes sur l'avant-bras correspondant, dans tout le territoire du nerf.

Un autre cas de Paget (*Surgical Pathology*, t. I) a trait à une irritation du nerf médian par les fragments d'une fracture du radius. En outre des ulcérations des trois premiers doigts, il se produit des altérations des ongles et des poils. Tous ces troubles cutanés disparurent après la coaptation des fragments.

Samuel parle d'un fait observé par Kuhl, qui est un exemple très net d'éruption vésiculeuse survenue à la suite d'une forte contusion du nerf radial. Au troisième jour d'une fracture de l'humérus, le malade accuse de fortes douleurs ; on enlève l'appareil et on s'aperçoit que tout le bras était couvert de petites vésicules. Le lendemain les douleurs augmentent, et quelques vésicules déjà ouvertes présentent une tendance au sphacèle. Kuhl se croit forcé à pratiquer l'amputation, et il constate que le nerf radial s'était placé entre deux extrémités d'os et avait été déchiré par des éclats de tissu osseux, écrasé par les deux fragments.

Spillmann a eu l'occasion de voir dans le service de Michel un malade atteint de fracture de fémur avec déchirure consécutive du nerf sciatique, être pris rapidement de gangrène de la partie postérieure de la jambe à la suite de l'application d'un appareil à extension continue.

E. Home dit avoir remarqué, sur un jeune homme de 20 ans à qui Hunter avait enlevé un névrome du musculo-cutané, la desquamation de la peau, des épaississements épidermiques (état ichtyosique), la chute des poils dans la sphère de distribution du nerf.

Leloir a observé le même phénomène sur un homme porteur d'un volumineux névrome du sciatique. Ce qui établit surtout le rapport de cause à effet dans le cas de Leloir, c'est la guérison de l'affection cutanée survenue peu de temps après la résection du nerf malade. Encore un fait qui n'est pas favorable à la théorie qui suppose les troubles de nutrition sous la dépendance de la *suppression de l'action nerveuse.*

Dans une observation d'Eulenbourg on voit plusieurs altérations de la peau du membre supérieur être provoquées par la compression du plexus brachial par la tête de l'humérus dans une luxation ancienne de l'épaule. Les troubles disparaissent après la réduction de la luxation.

G. Gehrardt (cité par Charcot) rapporte deux cas d'éruption vésiculeuse du menton ayant suivi de très près l'application d'un courant constant sur le nerf mentonnier, au point où il sort du canal dentaire.

Duplay et Morat ont observé un malade chez lequel la compression des origines du sciatique (comprouvée à l'autopsie) par un kyste hydatique du sacrum, donna lieu à des fourmillements dans les deux jambes et à des attaques de sciatique suivies de près d'une éruption bulleuse des deux cuisses. Cet état persista pendant deux ans, puis apparut un ulcère perforant du talon droit.

Charcot a eu l'occasion de voir la compression du sciatique et du crural du membre gauche par une tumeur fibreuse du bassin, déterminer des douleurs vives sur le trajet des principaux nerfs du membre, suivies deux jours après de la formation d'une eschare à la partie gauche de la région sacrée, et d'une éruption de bulles pemphigoïdes à la face interne du genou du même côté.

L'étiologie de ces accidents, et les douleurs névralgiques qui les précédèrent, témoignent du rôle direct de l'irritation nerveuse dans leur production.

Une autre preuve en faveur de l'efficacité de l'irritation nerveuse peut être tirée d'un fait de thérapeutique chirurgicale. Il existe aujourd'hui dans la science un certain nombre d'observations bien authentiques de guérison de troubles trophiques par la section du nerf dont l'irritation avait engendré ces troubles. Brown-Séquard a été le premier à indiquer cette thérapeutique si inattendue.

M. Quénu a pratiqué l'année dernière une névrotomie dans un cas de gangrène douloureuse de la jambe droite d'origine nerveuse. Après la résection des nerfs poplités interne, externe et des deux saphènes la mortification, qui avait pris une marche rapidement envahissante, remontant en peu de jours jusqu'au tiers supérieur de la jambe, se limita nettement; les douleurs cessèrent, l'état général s'améliora et l'amputation put être faite dans de très bonnes conditions. M. le professeur Verneuil, en présentant l'observation de M. Quénu à l'Académie de médecine (séance du 3 juillet 1894), fit la réflexion suivante : « Les névrotomies qui ont été accusées de produire des troubles trophiques dans le membre opéré, peuvent au contraire agir différemment en rétablissant une nutrition quasi-normale dans les cas où elle a été profondément troublée » (1).

Discussion de la théorie irritative. — La théorie irritative a eu et a des adversaires. Pour juger de leur valeur, il suffit de citer les noms de Claude Bernard et de Vulpian. Le premier disait, en 1858, qu'après de simples contusions d'un nerf, *lorsqu'il n'y avait pas eu de solution de continuité parfaite*, les altérations trophiques étaient très tardives ou n'arrivaient pas du tout, *même si la sensibilité* avait été complètement abolie. Pour Vulpian, la suractivité nerveuse n'est pas la cause des troubles trophiques, mais bien l'interception de son action sur les tissus, quelle que soit son origine. Dans sa préface à la traduction du livre de Weir Mitchell, ce savant physiologiste consigne les objections les plus sérieuses qu'on puisse faire à la théorie de l'irritation nerveuse. Il met en relief le manque de preuves anatomiques à l'appui de cette théorie, l'absence du rapport qui devrait exister entre les résultats observés et les procédés employés dans les expériences ; la facilité avec laquelle un nerf malade perd son excitabilité, sa *neurilité*, et se trouve par ce fait dans l'impossibilité d'exercer une influence irritative sur les tissus. M. Dejerine, dans ses

(1) Morton (*Philadelphia med. Times*, 19 janvier 1878) a amélioré considérablement un éléphantiasis de la jambe en pratiquant la section du nerf sciatique. Nous ne savons pas au juste en quoi a consisté cette amélioration, mais on est en droit de supposer qu'elle a porté sur les troubles trophiques secondaires qui frappent souvent les parties atteintes d'œdème lymphatique : pigmentation, rugosités, productions cornées (éléphantiasis corné), ulcérations diverses.

remarquables travaux anatomo-pathologiques sur certaines trophonévroses cutanées, se fait le défenseur des idées de Vulpian. Il considère que les altérations des nerfs n'amènent des désordres dans la nutrition des tissus qu'en supprimant l'influence que les centres trophiques exercent sur cette nutrition. C'est exactement l'opinion émise par Vulpian dans ses leçons sur l'appareil vaso-moteur (1873) : « Le trouble de nutrition est la conséquence de la séparation des tissus malades d'avec les centres trophiques qui règlent leur nutrition. La peau et les muscles s'altèrent alors par suite d'un processus dont la nature reste inconnue. »

L'étude des névrites périphériques ayant fait un grand pas dans ces derniers temps, on peut se rapporter à leur anatomie pathologique pour voir si elle nous fait saisir la différence qui existe entre les effets de la section et ceux de l'irritation nerveuse, si elle nous montre dans quels cas l'*influx nerveux* est aboli, perverti ou augmenté.

Les sections nerveuses complètes aboutissent invariablement à la *névrite dégénérative* du bout inférieur (dégénération wallérienne). Ceci est démontré par les expériences de Waller, répétées depuis par grand nombre d'anatomistes et de physiologistes (Ranvier, Remak, Vulpian, etc.), et par des faits observés chez l'homme par les chirurgiens (Tillaux, Le Fort, Le Dentu, Berger, etc.). Cette dégénération débute très peu de temps après la section ; vingt-quatre heures après les tubes nerveux sont déjà très modifiés chez le lapin : il se fait une augmentation de volume du protoplasma ; les noyaux prolifèrent, leur nombre s'accroît plus ou moins ; la myéline devient graisseuse et se segmente en boules ou en fines gouttelettes ; *le cylindre-axe*, comme étouffé par la masse envahissante de protoplasma, *se divise de plus en plus et finit par disparaître.* Dès que la première solution de continuité du cylindre-axe se produit (deux jours après la section chez le lapin ; quatre jours après chez le chien, Ranvier), le filet nerveux n'est plus excitable par l'électricité, il meurt physiologiquement. La disparition du filament axile est complète entre le quinzième et le vingtième jour. On voit que dans ces conditions il y a abolition d'action nerveuse sur le territoire du nerf atteint de névrite dégénérative par section.

Tous les physiologistes n'acceptent pas le fait de la disparition du cylindre-axe dans la dégénération wallérienne. Schiff a été le principal combattant du principe soutenu par Waller. Dans un travail de date récente, il affirme encore, se basant sur un grand nombre d'expériences et sur des faits cliniques, que le cylindre-axe persiste dans le bout périphérique d'un nerf sectionné. Lui et Vulpian l'ont retrouvé au bout de cinq et six mois de section. Dans ce cas, la mort physiologique d'un nerf dégénéré ne serait qu'apparente. Malgré la cessation de son excitabilité électrique, il pourrait continuer encore à remplir certaines de ses fonctions, entre autres la transmission des influences trophiques. Celles-ci pourraient même être exagérées par l'irritation du cylindre-axe en certains points, produite par l'accumulation des noyaux multipliés, des amas de myéline segmentée et de protoplasma. S'il est vrai que le cylindre-axe persiste dans le bout périphérique d'un nerf sectionné, les faits de lésions trophiques consécutives à ces sections, même en supposant qu'elles ne produisent qu'une dégénération simple, pourraient être attribués à une *perversion* de l'influence nerveuse nutritive et non à sa *suppression*.

Si Waller, Eulenbourg, Ranvier ont raison, si le cylindre-axe séparé de son centre dégénère infailliblement, les faits d'*irritation nerveuse* bien manifeste, suivie d'une névrite qui peut être franchement inflammatoire (tout au moins au niveau du point irrité), avec troubles trophiques à sa suite, peuvent être considérés comme supprimant l'influence nerveuse sur les parties malades. Pour cela, il suffit de se faire le raisonnement suivant : Une névrite active, intense, doit produire facilement une solution de continuité dans le cylindre-axe et dès lors une dégénération wallérienne secondaire se déclare dans toute la partie du tube nerveux située au-dessous de cette solution de continuité. Par ce mécanisme, la *section* et l'*irritation* aboutissent toutes deux à la mort physiologique du nerf. Il y a pourtant une différence entre ces deux processus, capitale au point de vue qui nous occupe. La section d'un tronc nerveux place toutes les fibres du segment inférieur dans des conditions identiques ; toutes sont séparées de leur centre trophique et condamnées par conséquent à subir la dégénération de Waller. L'irritation du nerf n'attaque les fibres qu'avec une intensité inégale, ne sépare que quelques-unes d'entre elles de leur centre trophique et non au même moment, de façon que le processus dégénératif qui peut en résulter est irrégulier et incomplet; irrégulier, parce que les fibres malades offrent à l'examen toutes les phases de la dégénération et même de la régénération; incomplet, parce qu'un grand nombre de fibres peuvent rester saines. Nous verrons plus loin qu'on trouve un arrangement semblable des lésions dans les névrites de certaines dermatoses; M. le professeur Duplay et Morat l'ont aussi constaté dans le mal perforant. Dans ce cas, on ne peut certainement pas invoquer l'absence d'action nerveuse pour expliquer les troubles trophiques, puisque l'anatomie pathologique nous apprend qu'elle doit exister encore et que quelquefois la conservation de la sensibilité ou les douleurs éprouvées par la région atteinte nous le démontrent cliniquement.

Nous ne croyons pas que l'existence de la *névrite périaxile* de Gombault puisse être invoquée en faveur de la suractivité nerveuse dans la production des troubles trophiques. Cette névrite avec conservation du cylindre-axe n'a été bien constatée que dans l'intoxication saturnine expérimentale; chez l'homme, la névrite saturnine détruit le cylindre-axe de même que les autres névrites toxiques, mais ici, dans l'association de la névrite wallérienne et de la névrite périaxile, c'est cette dernière qui domine incontestablement. Malgré cette persistance relative du cylindre-axe, les troubles trophiques sont rares dans la paralysie saturnine, exception faite de la tumeur dorsale de poignet.

Nous voyons que la *section* et l'*irritation* peuvent aboutir également à la *suppression* de l'action nerveuse, la première peut-être plus rapidement que la seconde. Pour quelques-uns, elle serait conservée dans les deux cas. Personne ne pourrait affirmer que l'action trophique disparaît avec l'excitabilité électrique. Le cylindre-axe peut exister là où on le croit disparu, ou être complètement détruit lorsqu'on le dit intact; et la preuve en est fournie par une observation récente de Gombault : les troncs nerveux d'un myopathique mort de tuberculose furent trouvés sains en les examinant par la méthode ordinaire (acide osmique), et cependant l'auteur constata la destruction de leur cylindre-axe sur ces mêmes nerfs fixés par l'acide chromique et colorés par le picro-carmin.

Paralysie et anesthésie.

Malgré les expériences négatives, un fait reste acquis : les lésions nerveuses peuvent provoquer, par un mécanisme quelconque, des altérations nutritives. Il s'agit de chercher le rapport de cause à effet entre cette lésion nerveuse et le trouble trophique qui peut lui faire suite. Deux facteurs importants accompagnent généralement le trouble trophique; on peut les croire capables de produire à eux seuls et directement les altérations supposées d'origine essentiellement nerveuse. Ces deux facteurs sont la *paralysie* et l'*anesthésie*.

Role que peut jouer la paralysie dans la production des troubles trophiques. — On sait que l'inaction d'une partie du corps, le défaut d'activité de ses éléments anatomiques (conditions qui se trouvent en partie réalisées dans la paralysie), entraînent des désordres dans sa nutrition, et le type de ces désordres *passifs* est l'atrophie musculaire due à l'immobilisation d'un membre.

Robin dit qu'il existe une certaine solidarité entre la nutrition et l'exercice de la propriété spéciale à l'élément anatomique, de telle sorte que, lorsqu'on place un organe dans l'impossibilité de mettre en activité celle-ci, celle-là se modifie et il en résulte des troubles de structure qui aboutissent le plus souvent à l'atrophie.

Cette *atrophie passive* est considérée par Charcot comme bien différente de l'*atrophie active*, de celle qui fait suite à une altération du système nerveux. En effet, la première est relativement lente à se produire, elle traîne dans sa marche; tandis que la seconde est prompte à se manifester et rapide dans son évolution (1).

INFLUENCE DE L'ANESTHÉSIE. — Les troubles de la sensibilité, l'anesthésie dans la zone de distribution du nerf sectionné a été supposée capable de provoquer à elle seule les désordres observés. C'était l'avis de Follin, qui disait: « La cessation de l'influx nerveux sur un tissu n'a d'autre

(1) Une expérience de J. Reid tendrait à démontrer que l'atrophie musculaire qui frappe un membre paralysé, serait une simple atrophie passive due à l'inaction. En effet, Reid fit passer chaque jour un courant galvanique à travers les muscles d'un membre paralysé et empêcha de cette façon la moindre atrophie de se manifester. Cette expérience est restée isolée; et puis, la clinique nous montre l'impuissance de tous les moyens employés pour arrêter dans son évolution l'atrophie musculaire active, celle, par exemple, qui frappe les membres paralysés dans les myélites aiguës. D'autre part, les troubles trophiques consécutifs aux lésions nerveuses s'accompagnent le plus souvent, à leur origine tout au moins, de réactions inflammatoires et peuvent aboutir à l'ulcération et même à la destruction des tissus (gangrène, nécrose), ce qui n'arrive jamais pour les troubles dits passifs.

effet que d'émousser sa sensibilité et de favoriser ainsi l'action des causes extérieures qui, sans cela, seraient insuffisantes à produire certains troubles ».

Romberg (*Lehrbuch der Nerven Krankheiten*, Bd. I, p. 232. Berlin, 1851) a étudié les effets de l'anesthésie cutanée sur la nutrition, et le seul fait pratique qu'il a tiré de son travail est que la peau insensible se refroidit facilement, devient inapte à résister aux changements de température, et cela par suite d'un ralentissement dans la circulation capillaire. Malgré ces résultats peu concluants, le neuropathologiste allemand, se basant sans doute sur ce dernier phénomène, affirme que les troubles de nutrition consécutifs aux lésions nerveuses sont engendrés par l'anesthésie concomitante.

Dieffenbach dit que les ampoules que contractent si facilement les nez nouvellement refaits viennent du fait que la sensibilité du lambeau reste très émoussée pendant quelque temps.

François Franck (Physiologie du système nerveux, *Dict. encycl.*, t. 12, 2e série, p. 617) pense que la sensibilité intervient dans la nutrition des tissus en réglant, modérant ou exagérant l'influence du système nerveux qui agit d'après les impressions qui lui arrivent continuellement de la périphérie.

Zweifel soutient que l'ergot de seigle favorise l'apparition des gangrènes en produisant l'anesthésie cutanée; de même, dit-il, que cette anesthésie est la cause des troubles trophiques qui suivent chez des animaux la section du sciatique ou du plexus brachial.

Quoi qu'il en soit, ce qui est certain, c'est que très

souvent on voit des désordres profonds de la nutrition consécutifs, par exemple, à des traumatismes nerveux, n'être accompagnés que d'altérations relativement minimes de la sensibilité. Dans le livre de Weir Mitchell on trouve des exemples de ce genre bien caractéristiques.

Nous trouvons dans la thèse de Couyba la description d'un cas très intéressant de blessure de la moelle avec *hyperesthésie excessive* et troubles trophiques. L'examen microscopique fut pratiqué par M. Michaud.

Voici le résumé du cas :

Coup de feu ayant blessé la moelle au niveau de la deuxième vertèbre lombaire. Paralysie incomplète du membre gauche ; mouvements encore mieux conservés à droite. Le surlendemain de la blessure : hyperesthésie très notable des deux membres inférieurs, cuisson, sentiment de brûlure à la plante des pieds, à droite comme à gauche, avec rougeur. Le frôlement des poils fait pousser des cris aigus au malade.

Deux jours après, apparition de plaques rouges, avec douleur plus marquée à leur niveau, aux deux genoux, aux mollets, sur la face antéro-interne de la jambe. Ces plaques sont beaucoup plus nombreuses à droite, là où les mouvements sont moins difficiles, mais où l'hyperesthésie est plus marquée. Le lendemain, des phlyctènes se développent sur les plaques érythémateuses et une eschare d'un demi-centimètre est découverte sur la fesse droite. Pendant les trois ou quatre jours suivants, de nouvelles eschares se produisent sur les deux fesses, qui s'étendent de plus en plus. Atrophies musculaires considérables dans les deux membres, surtout aux jambes. Plusieurs entérorrhagies; hypostase à la base des deux poumons ; mort le dix-neuvième jour de la blessure.

Examen microscopique de M. Michaud. — Méningite spinale depuis la queue de cheval jusqu'à la région cervicale.

Aucune altération sur les coupes de la moelle durcie, ni myélite, ni dégénération secondaire. Des tubes nerveux malades dans les filets qui constituent la queue de cheval : contenu granuleux ; gouttelettes de graisse ; quelques tubes étaient complètement atrophiés.

Causes mécaniques ajoutées a la paralysie et a l'anesthésie. — D'après la plupart des auteurs, la paralysie et l'anesthésie associées n'agiraient qu'en empêchant l'organe affecté de se soustraire aux traumatismes de toute sorte auxquels il reste continuellement exposé. Schiff suppose que dans ce cas les chocs et les irritations ne seraient qu'une cause occasionnelle, secondaire, la lésion nerveuse elle-même restant la seule et véritable cause déterminante.

On sait que quelques expérimentateurs ont réussi à produire un ramollissement de la muqueuse gastro-intestinale chez des chiens en lésant le pédoncule cérébral ou la couche optique. Ce ramollissement n'allait pas plus loin si, après la lésion nerveuse, on nourrissait les animaux avec des aliments liquides ou demi-mous. Il y avait désorganisation de la muqueuse avec perte de substance si on leur faisait manger des substances capables de déterminer des traumatismes en traversant le tube digestif.

Henle (*Anat. gén.*, t. II, p. 248, *note*) supposait que les altérations de nutrition observées chez les mammifères à la suite de lésions nerveuses expérimentales, provenaient, en partie tout au moins, de la paralysie et de l'anesthésie du membre : l'animal, pensait-il, ne *sentant* plus les portions *privées de mouvement*, restait appuyé sur elles de façon à y gêner le cours du sang.

Dans ses expériences de 1849, Brown-Séquard s'attache à prouver expérimentalement la véracité de la supposition de Henle. Il fait de multiples sections du sciatique sur des grenouilles, des cobayes et des lapins.

Pour les grenouilles en particulier, il remarqua qu'il ne survenait aucune altération pathologique après la section nerveuse, si on avait soin de protéger la plaie contre l'humidité. Il se produisait seulement une légère atrophie tardive du membre paralysé. En laissant ses cobayes et ses chiens libres dans un cabinet carrelé, il vit, en moins de quinze jours, l'extrémité des membres postérieurs correspondant à la section se tuméfier rapidement, quelques ulcérations apparaître sur les doigts, les ongles tomber; sans préjudice de l'atrophie portant sur les muscles, les os et la peau, laquelle atrophie était toujours très lente à se produire, beaucoup plus lente que les autres lésions trophiques. Les membres énervés, paralysés et insensibles, restaient exposés, plus que toute autre partie de l'animal, aux traumatismes de toute espèce, aux chocs fréquents contre les parois de la caisse où il restait enfermé. Alors Brown-Séquard, pour prouver l'influence de ces traumatismes sur les altérations observées, place de nouveaux chiens opérés dans des caisses avec les parois recouvertes de son, et les sujets se portent à merveille au bout de quelques mois. La conclusion s'imposait donc : l'inactivité fonctionnelle et les traumatismes sont les causes des troubles que nous pouvons constater sur les membres postérieurs dont les sciatiques ont été coupés.

Snellen (1857) et Büttner (1862) se dirent que les troubles trophiques de l'œil à la suite de la section du trijumeau, que Magendie avait été le premier à constater, étaient dûs sans doute à une cause semblable à celle qui avait produit les désordres de nutrition sur les chiens de Brown-Séquard. L'anesthésie de la conjonctive et de la cornée exposait l'œil aux traumatismes si incriminés. Snellen pratique la section de la cinquième paire sur un lapin et fixe immédiatement l'oreille devant l'œil insensibilisé, à l'aide de quelques points de suture, pour le protéger contre les traumatismes. Büttner garantit le globe oculaire en se servant d'une plaque de cuir bien épaisse. Les deux animaux en expérience ne présentèrent aucun trouble dans la nutrition de l'œil ; à peine, paraît-il, un léger degré d'hyperhémie neuroparalytique de l'iris et de la conjonctive.

D'autres expériences sont venues après démontrer que le rôle que faisaient jouer à l'*anesthésie* et aux *traumatismes* les faits de Brown-Séquard, Snellen, Büttner, était au moins exagéré ; et qu'on pouvait provoquer expérimentalement les mêmes troubles sans anesthésie concomitante, avec *hyperesthésie* bien manifeste. Meissner (1867) fut le premier à prouver le fait expérimentalement.

Voulant couper dans le crâne d'un lapin le tronc formé par les deux branches supérieures du trijumeau, Meissner ne réussit qu'à pratiquer une section incomplète (comprouvée par l'autopsie), de façon que l'animal conserva intactes la sensibilité de la conjonctive et des paupières. Or, malgré cette absence d'anesthésie, l'œil ne présenta pas moins une forte réaction inflammatoire et des ulcérations multiples de la cornée.

Dans les nombreuses sections du trijumeau pratiquées par Schiff sur des chats et des lapins, quatre fois il nota les troubles nutritifs de l'œil avec conservation de la sensibilité.

Samuel provoqua des troubles trophiques oculaires (opacité générale de la cornée, petites exulcérations ou ulcère ovalaire unique) sur une série de lapins par la galvanisation du ganglion de Gasser. L'*hyperesthésie* des paupières et de la cornée fut parfaitement constatée sur tous ces animaux. Notamment sur l'un d'eux, l'hyperesthésie était telle, qu'au moindre attouchement de l'œil, l'animal était pris de convulsions généralisées.

Dans la pathologie humaine, il y a aussi des faits qui sont en contradiction avec les expériences de Brown-Séquard, Snellen et Büttner. A propos précisément de la cinquième paire, on peut citer l'observation de Schiff (*Zeitschrift für ration. Medic.*, XXIXe vol., 1re, 2e et 3e livraisons, 1867) et celles de Bock et Friedreich rapportées par Charcot.

Schiff a recueilli plusieurs observations de troubles de nutrition dans l'œil sans modifications de la sensibilité cornéenne ni palpébrale. Altérations partielles de la cinquième paire constatées à l'autopsie.

Le cas de Bock est relatif à une femme de 57 ans qui, à la suite de douleurs névralgiques ressenties dans le côté droit de la face pendant un an, fut atteinte de conjonctivite de l'œil droit, avec opacité générale de la cornée et petite ulcération. La sensibilité de tout le côté de la face et spécialement de la cornée et de la conjonctive n'était que légèrement émoussée. L'ulcération cornéenne gagna en profondeur et l'œil finit par se perforer, donnant issue à un liquide puriforme. Cette femme mourut inopinément quelques jours après, et l'on constata à l'autopsie l'hypertrophie et l'induration du ganglion de Gasser et l'épaississement des trois branches du trijumeau droit.

Friedreich raconte l'histoire d'un homme de 65 ans, qui éprouve des douleurs lancinantes à l'œil gauche et au côté gauche de la face. Quelques semaines après, il est frappé subitement d'hémiplégie droite avec anesthésie du même côté. Les douleurs s'exagèrent après l'attaque, la conjonctive s'injecte et se couvre un peu plus tard d'un exsudat pseudo-membraneux puriforme. La sensibilité était toujours restée absolument normale dans le côté gauche de la face. Autopsie : amas de petites tumeurs sarcomateuses à la surface du pédoncule cérébelleux moyen ; infection et ramollissement de la substance cérébrale voisine. Le trijumeau gauche était rouge, ramolli et aplati par la tumeur.

Raynaud a vu la fonte de l'œil, *sans traumatismes ni cause extérieure appréciable*, se produire chez un malade atteint de paralysie de la cinquième paire. Holmes et Richet ont observé des faits analogues.

Dans certains troubles trophiques du tégument externe, on voit l'hyperesthésie cutanée signalée assez souvent; mais l'abolition ou la diminution de la sensibilité est plutôt la règle. La perversion de la sensibilité est presque constante dans les trophodermatoses et constitue une des meilleures preuves cliniques à l'appui de leur origine nerveuse.

Nous voyons que la physiologie et la clinique nous autorisent à dire : *la paralysie et l'anesthésie ne sont pas la cause déterminante des troubles trophiques*; mais quel est leur rôle dans la production de ces troubles? Nous ne savons pas qu'on puisse répondre catégoriquement à cette question. Il est probable que ces deux facteurs réunis ou séparés puissent donner des allures spéciales au désordre de nutrition, lui imprimer un cachet particulier, le compliquer pour ainsi dire, et ceci simplement en facilitant les traumatismes de l'organe vicieusement innervé et par conséquent mal nourri. Ces traumatismes, même insignifiants, peuvent ouvrir une porte d'entrée à toute espèce de germes septiques qui iront faire des ravages dans un terrain si propice à leur culture.

Nature du décubitus aigu.

C'est surtout à propos des eschares de décubitus qu'on a agité les diverses questions relatives à la véritable genèse des troubles trophiques. Nous intercalons ce petit chapitre à la suite des quelques lignes que nous venons de consacrer au rôle joué par la paralysie, l'anesthésie et les causes mécaniques dans la production des trophonévroses, pour rapprocher les arguments généraux de ceux qui s'appliquent spécialement à soutenir la nature directement nerveuse du décubitus.

Nous devons aux travaux de Charcot (*Leçons professées à la Salpêtrière*, 1872) la connaissance des lésions trophiques qui apparaissent au cours des maladies de l'encéphale et de la moelle épinière. Parmi ces lésions, les plus importantes par leur fréquence et leur signification morphologique, sont les eschares sacrées et fessières à développement rapide, celles auxquelles Samuel a donné le nom de *decubitus acutus*. Charcot s'est attaché surtout à mettre en relief les modifications de marche et de siège qui impriment à ces ulcérations les névropathies dont elles paraissent dériver directement; il a cherché à établir la filiation entre la cause et l'effet.

Le siège précis de la lésion présidant à la formation des eschares aiguës, n'est pas encore déterminé. Les recherches entreprises dans ce but par M. le professeur Joffroy, en 1875, ne lui donnèrent aucun résultat. Ashurst pense que plus la lésion siège sur les parties inférieures de la moelle, plus le décubitus aigu est fréquent. Brodie soutient que c'est tout le contraire.

Les eschares sont fréquentes dans toutes les myélites, principalement dans les myélites aiguës. Parmi les maladies de l'encéphale, l'apoplexie consécutive à une hémorrhagie intra-encéphalique et au ramollissement cérébral, les hémorrhagies méningées, la pachyméningite, les tumeurs intra-crâniennes donnant lieu à des attaques apoplectiformes, sont de celles qui s'accompagnent le plus souvent de décubitus aigu (Charcot).

Les conditions au milieu desquelles se produisent ces eschares, sont bien faites pour fournir des motifs de discussion à ceux qui soutiennent l'indépendance entre les lésions nerveuses et les troubles nutritifs qui les accompagnent. Les encéphalopathies et les myélopathies placent les malades dans une situation si propice à l'action de tous les agents capables de produire des ulcérations cutanées, que leurs eschares sacrées ou fessières peuvent bien être attribuées à tout autre cause qu'à la lésion même des centres nerveux. Les principaux facteurs qui paraissent susceptibles de produire les eschares sont les suivants : la *paralysie*, l'*anesthésie*, le *décubitus prolongé*, les *irritations mécaniques* (pression du lit) et surtout l'*irritation* et l'*infection* locales créées souvent par l'incontinence des urines et des matières fécales.

Il y a des preuves cliniques et anatomo-pathologiques sur lesquelles peut se baser solidement l'opinion qui admet l'origine essentiellement nerveuse du décubitus.

Le plus souvent l'eschare apparaît peu de temps après le début de la maladie, avant que la pression du lit ait pu déterminer une irritation des téguments. Pour peu qu'on ait fréquenté les hôpitaux, on se rappelle avoir été témoin plus d'une fois, de cette rapidité d'apparition de l'eschare, qui vient quelquefois aggraver considérablement l'état du malade.

M. Charcot cite grand nombre d'observations de ces eschares à début rapide. A la suite d'une myélite aiguë spontanée, Duckworth a vu le décubitus aigu se déclarer au cinquième jour. Une observation du service de L. Jouffroy, parle de cette complication dès le sixième jour. Engelken l'a vu se développer une fois le neuvième jour et une fois le douzième jour du début de la paralysie.

Voisin et Cornil publient dans la *Gazette des hôp.* (1865 n° 26), un cas de méningo-myélite cervico-dorsale avec eschare apparue le sixième jour. Charcot cite encore une observation de Gull (1), très intéressante à plus d'un point de vue, et qui peut se résumer ainsi :

Un homme de 25 ans, très robuste et jouissant d'une excellente santé, est pris d'une douleur subite au dos en soulevant un lourd fardeau. Le surlendemain matin à son réveil, il s'aperçoit que ses membres inférieurs étaient paralysés. Deux jours après, large eschare à la région sacrée. Mort le dixième jour après le début de la paraplégie. La seule particularité importante qui est révélée par l'autopsie, est la présence d'un « liquide épais, muco-purulent, d'une couleur brun verdâtre qui baignait la moelle au voisinage des cinquième et sixième vertèbres dorsales ».

L'observation suivante de Charcot n'en est pas moins démonstrative :

Eschare sacrée se formant rapidement à la suite de l'irruption soudaine dans la cavité du rachis, du pus d'un abcès de mal de Pott cervical.

(1) W. Gull. Cases of paraplegie in Guy's Hospital Reports, 1858, p. 189, case XXII.

Leudet (de Rouen) a constaté la formation d'eschares rapides dans plusieurs cas d'asphyxie par la vapeur de charbon (48 heures, 3 jours, 6 jours).

Cette rapidité dans l'apparition des eschares est surtout frappante dans les traumatismes de la moelle épinière, justement alors que l'on peut mieux saisir l'étroite relation entre la cause et l'effet. Même du jour au lendemain on a vu l'eschare se dessiner après les traumatismes dont il est question.

MM. Joffroy et Solmon rapportent un cas de sphacèle du talon survenu vingt-quatre heures après une lésion du rachis, qui appartient à sir B. Brodie.

Jeffrey's, *London med. and surg. Journal* (juillet 1826, cité aussi par MM. Joffroy et Solmon), a vu une eschare au sacrum suivre avec quatre jours de distance une chute d'un lieu élevé avec broiement de la quatrième vertèbre dorsale.

M. Verneuil a parlé quelque part d'un fait observé dans son service, dans lequel plusieurs eschares larges et superficielles apparurent sur les deux fesses le troisième jour après une fracture de la colonne vertébrale avec une plaie de la moelle, produite par une balle.

M. Joffroy dit avoir observé un fait en tout semblable à l'antérieur, dans le service de Voillez.

Bien minime est certainement l'influence de la pression du lit dans les nombreux cas analogues à ceux que nous venons de citer et dans lesquels cette pression a eu à peine le temps de s'y exercer.

On sait que l'eschare d'origine cérébrale se montre sur la fesse du côté paralysé, c'est-à-dire du côté opposé à la lésion. Or, M. Charcot dit avoir un grand nombre de fois fait reposer ses malades *sur le côté non paralysé* pendant la plus grande partie du jour, et s'être assuré que cette précaution ne modifiait en rien l'apparition et la marche de l'eschare qui se produisait toujours sur le côté opposé à la lésion cérébrale. La même remarque peut être faite sur les eschares de cause spinale lorsqu'un seul côté de la moelle est affecté. Dans ces cas, affirme M. Charcot, il arrive souvent que l'eschare siège sur le côté opposé à la lésion médullaire. Joffroy et Solmon ont constaté le même fait.

Quelquefois ces ulcérations apparaissent sur des points où les pressions ne s'exercent qu'accidentellement, telles les chevilles, la partie interne des genoux, les jambes, les cuisses. La pression ne peut pas être invoquée dans deux cas de myélite aiguë centrale avec eschare de la paroi abdominale antérieure rapportés par MM. Dejerine et Leloir.

Infections locales dans le décubitus prolongé. — Dans les cas fréquents où l'on voit le décubitus aigu se développer chez un paralytique gâteux, souillé continuellement par ses urines et ses matières fécales, doit-on considérer cette irritation constante, cette source d'infection locale, s'exerçant précisément sur ces parties qui vont être frappées tout à l'heure par l'eschare, comme une cause essentielle ou tout au moins dominante du trouble ?

M. Charcot a eu le soin, dans plusieurs cas dont il parle dans ses leçons de la Salpêtrière, de faire recueillir, en se servant d'une sonde, l'urine de ces malades, « heure par heure, nuit et jour, pendant tout le temps de la maladie, de manière à éviter, autant que possible, l'irritation de la peau du siège, et malgré tout, l'eschare s'est produite, suivant les règles indiquées..... ».

Il existe une observation présentée par MM. Joffroy et Solmon à la Société de biologie le 6 mai 1871, qui nous semble compromettre l'importance de l'incontinence d'urine dans la pathogénie du décubitus aigu plus que tous les autres faits cliniques apportés à l'encontre de cette manière de voir.

Il s'agit d'un cas de plaie de la moelle épinière dans la région dorsale, qui fut suivie d'une hémiplégie gauche avec anesthésie à droite et hyperesthésie à gauche; *eschare unilatérale droite;* arthropathie spinale du genou gauche; disparition de la motilité électrique dans les muscles du membre paralysé. On voit que, s'il n'est pas complet, le tableau est du moins assez varié pour servir à l'étude de plus d'un point intéressant de la pathologie médullaire. Un fait nous intéresse surtout dans l'observation, et le voici :

Le malade resta couché du 16 février au 7 avril. *Il perdit ses urines et ses matières fécales seulement* jusqu'au 7 mars. A cette date précise, le malade cesse de gâter. Jusqu'au 13 mars on ne remarque pas la moindre trace d'eschare au sacrum ni aux fesses, pas vestige de rougeur anormale dans ces parties. « Alors, disent les observateurs, à partir de ce moment et avec rapidité, le derme s'entama et l'on eut une ulcération profonde de 7 centim. de diamètre... » L'eschare est considérée comme guérie le 27 mars.

Il y a deux points saillants et de la plus haute importance dans ce petit détail de l'observation, si bien mis en relief par les auteurs :

1° L'ulcération débute au vingt-troisième jour du décubitus, alors que l'incontinence d'urine et des matières fécales avait cessé il y avait six jours.

2° Elle guérit le 27 mars, quatorze jours après le début, et le décubitus du malade est encore prolongé pendant onze jours, jusqu'au 7 avril.

En un mot, l'eschare apparaît *après* la cessation du gâtisme et guérit *avant* que le malade ne pût quitter le lit. MM. Joffroy et Solmon font encore remarquer que le décubitus de leur malade n'était pas tout à fait dorsal, qu'il s'appuyait toujours sur le côté gauche. L'eschare s'est formée malgré cela sur la fesse droite, du côté opposé à celui où s'exerçait la plus forte pression sur le plan du lit.

M. Viguès a publié une observation analogue en tous points à celle de Joffroy et Solmon.

On sait aujourd'hui, et c'est Charcot qui a appelé le premier l'attention sur le fait, que le décubitus aigu de cause centrale choisit pour se montrer le milieu de la fesse du côté paralysé, tandis que les lésions spinales donnent presque toujours lieu à une eschare sacrée médiane. Nous avons déjà dit que lorsqu'un seul côté de la moelle est affecté, on peut voir l'eschare, toujours dans la région sacrée, occuper le côté opposé à la lésion médullaire.

Si la pression était une cause réelle de l'ulcération, alors comment expliquer cette espèce de systématisation du trouble, cette prédilection manifeste pour telle ou telle partie d'une même région, qui est également exposée à l'irritation et aux souillures ? Dans ce qu'on peut appeler *l'aire* des eschares, il y a des points où la peau est certainement plus meurtrie que partout ailleurs dans le décubitus prolongé : là où les deux tubérosités ischiatiques et les apophyses du sacrum meurtrissent la peau contre le plan du lit. Et cependant l'eschare n'apparaît précisément pas sur ces points si éprouvés ; elle ne tient nullement compte de l'aide si efficace que lui offrent les saillies médianes du sacrum.

Quant au rôle que peut jouer l'anesthésie de la région sur la production de ces ulcérations, nous nous contenterons de rappeler que Charcot affirme avoir trouvé plusieurs fois la sensibilité parfaitement conservée du côté où elles s'étaient formées.

Altérations nerveuses dans certaines trophonévroses du tégument externe.

Nous devons dire maintenant quelques mots sur les lésions nerveuses qui ont été constatées dans les affections de même nature que celles qu'on a vües se produire à la suite des sections, des irritations expérimentales et des traumatismes nerveux chez l'homme. Nous ferons ce petit résumé anatomo-pathologique, en énumérant simplement ces altérations pour nous occuper après de leur signification, de leurs rapports avec les troubles trophiques qui semblent être sous leur dépendance. Notre attention se portera en particulier sur les névrites périphériques, car leur apparition primitive ou secondaire est encore très discutée dans certains cas.

Dans les cas de lésions expérimentales ou chirurgicales du système nerveux, il n'est pour ainsi dire pas nécessaire de confirmer leur existence par l'examen anatomo-pathologique. Lorsqu'il s'agit de lésions d'ordre médical, il faut constater *de visu* l'altération nerveuse à laquelle la clinique a pu attribuer le trouble trophique observé, surtout si cette altération n'a pas donné lieu à d'autres symptômes qui puissent caractériser suffisamment une névropathie quelconque. Les constatations anatomo-pathologiques de ce genre ont été faites principalement à propos des trophonévroses du tégument externe. Nous mettrons de côté les cas dans lesquels le désordre nerveux n'étant pas visible, on met les symptômes constatés sur le compte d'une *névrose*, ne voulant fixer notre attention que sur les lésions qu'on pourrait appeler *trophonévrites*. Faisons un rapide résumé des cas suivis d'examens complets, faits par des personnes dont la compétence en la matière est hors de conteste.

Les altérations nerveuses du *mal perforant* et du *zona* sont aujourd'hui classiques. Poncet (de Cluny) décrit le premier la névrite du mal plantaire (1872), mais en la considérant comme une dégénération consécutive à la sclérose des tissus environnants. Le mémoire de Duplay et Morat (1873) consacre la nature nerveuse de cet ulcère aux allures si spéciales.

Les autopsies de Bärensprung (Berlin, 1863), celles de Charcot et Cotard (1866) montrent les premières lésions bien nettes des nerfs intercostaux et des ganglions intervertébraux correspondants dans l'herpès zoster. Puis viennent les observations de Wyss (zona ophtalmique), E. Wagner, A. Chandelux, etc., etc. Bärensprung pense que dans tous les cas de zona l'éruption est provoquée par l'inflammation des ganglions correspondants. D'après Charcot, le zona pourrait se développer sous l'influence directe d'une lésion partielle de l'encéphale, sans altération médullaire ou périphérique.

A l'appui de cette manière de voir il cite un cas d'hémiplégie suivi de zona de la cuisse paralysée, rapporté par Duncan, et un autre de Payne, relatif à une éruption de cette nature sur le trajet des branches superficielles du crural, apparue trois jours après le début d'une hémiplégie du même côté. Quoi qu'il en soit, le zona est un symptôme habituel des névrites; on connait sa fréquence dans celle des nerfs intercostaux. Les recherches les plus récentes tendraient à démontrer que l'altération nerveuse débute presque toujours par les filets voisins de la surface cutanée. Il s'agirait d'une névrite d'origine infectieuse (Landouzy).

Les autopsies relevant des lésions nerveuses avec intégrité de l'appareil circulatoire dans les *trophonévroses nécrosiques* (Lancereaux) ou *gangrènes névropathiques* sont déjà assez nombreuses.

Pitres et Vaillard communiquèrent à la Société de biologie, dans sa séance du 26 juillet 1884, une très intéressante observation de gangrène massive et symétrique des deux pieds, survenue spontanément chez un sujet atteint d'hydropisie ventriculaire et de péri-encéphalite chronique, avec intégrité complète du cœur, des artères et des veines des membres inférieurs au-dessus des parties gangrenées. Sur les pièces provenant de ce malade, les auteurs purent constater histologiquement des altérations des nerfs périphériques des deux jambes, et une légère sclérose diffuse de la moelle épinière. La jeune femme qui fait l'objet de cette observation était démente et avait des antécédents nerveux très nets dans sa famille (père paralytique, frère épileptique). A son entrée à l'hôpital Saint-André de Bordeaux, ses membres inférieurs étaient très contracturés; les deux pieds étaient livides, marbrés de bleu et noir, parsemés de larges phlyctènes, insensibles et froids. La gangrène remontait jusqu'au niveau des malléoles. Les deux crurales battaient nettement au triangle de Scarpa ; les artères superficielles n'étaient pas indurées. Ni sucre ni albumine dans l'urine.

Deux mois après commencent à apparaître des eschares petites et superficielles sur l'épine de l'omoplate droite, les deux jambes, au milieu du sacrum, dans les régions trochantériennes des deux côtés, dans la fosse iliaque droite et dans la région rénale droite. Les deux pieds se momifient et se séparent spontanément, l'un en avant de l'astragale et le calcanéum, l'autre dans l'interligne tibio-tarsien. La mort survient une dizaine de jours après.

Dans cette observation les douleurs ne sont signalées ni au niveau de la gangrène ni dans les régions frappées plus tard de plaques de sphacèle.

En dehors de l'hydropisie très considérable des ventricules latéraux, et de l'amincissement de la substance grise des circonvolutions, l'autopsie ne révéla rien de notable. Les artères de Willis, l'aorte, les iliaques, les poplitées, les tibiales antérieures et postérieures examinées soigneusement, furent reconnues parfaitement normales. Arrivées aux sillons d'élimination des pieds gangrenés, les tibiales se terminaient par un cul-de-sac cicatriciel de quelques millimètres de longueur.

L'examen microscopique de la moelle et des nerfs périphériques des membres constitue la partie la plus intéressante de cette observation.

Moelle. — Sclérose légère, diffuse de presque la totalité des cordons, sauf dans leur cinquième antérieur et dans les cordons de Turck. Les commissures, le canal épendymaire et les cornes paraissaient normaux.

Ganglions rachidiens et racines antérieures et postérieures du troisième ganglion sacré normaux. *Nerfs périphériques.* L'examen porta sur ceux des quatre membres. Les médians, les cubitaux, les cruraux, les grands sciatiques, les sciatiques poplités internes et externes étaient sains. Le cutané péronier du côté droit et les deux tibiaux antérieurs et postérieurs étaient très altérés ; gaines vides, jaunâtres, avec nombreux noyaux ; dilatations variqueuses remplies de protoplasma granuleux et de gouttelettes de myéline. Il y avait un grand nombre de leucocytes entre les fibres.

Peu après, Pitres et Vaillard examinèrent les nerfs des pieds et des jambes d'un sujet mort dans le service d'Audhoui d'une gangrène symétrique des deux pieds, survenue spontanément. Cette observation est en tout point semblable à celle que nous venons de résumer ci-dessus. Tous les nerfs jusqu'aux genoux étaient aussi altérés que dans le cas précédent. Même dans les fibres les moins altérées on constate la division de la myéline et la disparition du cylindre-axe; celles qui sont tenues comme saines ont encore leurs noyaux tuméfiés et le protoplasma granuleux avec gouttelettes de myéline.

M. Dejerine a constaté la névrite périphérique dans plusieurs cas de gangrène cutanée. Il affirme catégoriquement que cette lésion était primitive et considère la question comme jugée. Il base son affirmation sur des expériences et des faits cliniques que nous rapporterons plus loin.

La névrite des filets cutanés a été déjà constatée histologiquement dans le *décubitus aigu* et dans son voisinage.

MM. Dejerine et Leloir ont parfaitement démontré cette névrite au niveau d'une eschare sacrée et d'une eschare de la fesse chez un ataxique. La première avait évolué en quatre jours. Les filets nerveux contenus dans la peau sphacélée, et même ceux pris dans un rayon de 2 centimètres sur les limites de l'eschare présentaient presque tous les signes caractéristiques de la névrite atrophique ou parenchymateuse, à différents degrés de son évolution; quelques-uns étaient réduits à leur gaine de Schwann. Les nerfs intramusculaires furent aussi trouvés malades, mais beaucoup moins que les nerfs de la peau. Il n'y avait pas d'altérations des racines antérieures ni postérieures.

Les ganglions spinaux ne furent pas examinés au microscope.

La *maladie de Raynaud* est considérée aujourd'hui comme une *névrose des extrémités*, mais il existe dans la littérature médicale quelques observations de cette affection, suivies d'autopsie, dans lesquelles on a constaté au microscope la névrite parenchymateuse des petites branches nerveuses se rendant aux parties malades.

La première observation complète, avec examen histologique des vaisseaux et des nerfs, appartient à Goldschmidt (*Soc. médicale de Strasbourg*, 14 avril 1887). Le professeur Recklinghausen y trouva une endartérite chronique des branches digitales et la *dégénération des nerfs collatéraux des doigts*. Pour lui la lésion principale était celle des petits vaisseaux, mais dans ses conclusions il accepte l'idée que cette endartérite pouvait être secondaire à la lésion nerveuse. Lagrange et Meyer signalent la névrite des collatéraux des doigts et des branches nerveuses du dos de la main. Le Dr Wigles Worth (*Transactions of the pathological Society of London*, 1887) a décrit, comme une lésion des nerfs périphériques particulière à la maladie de Raynaud, la dilatation de l'espace lymphatique situé entre la gaine lamelleuse de Ranvier et le tube nerveux, lésion analogue à celle trouvée par Pilliet (*Bull. de la Soc. anatomique*, 1888) sur des nerfs pris au voisinage d'un ulcère variqueux. M. le professeur

Cornil a démontré que cette prétendue névrite spéciale n'était qu'un artifice de préparation, qu'on trouvait toujours dans les nerfs, même sains, conservés dans l'alcool pendant un certain temps, précisément comme ceux qui avaient été examinés par Wigles Worth. M. Mery a eu l'occasion de voir cette dilatation de l'espace périneurial qui s'était formée dans les conditions indiquées par le professeur Cornil.

Le grand sympathique, les racines rachidiennes et leurs ganglions ont été souvent examinés sans résultat.

Il n'existe pas d'observations bien authentiques d'altérations matérielles du système nerveux dans l'*érythromélalgie*, qui est considérée aujourd'hui comme une névrose des extrémités, à côté de la maladie de Raynaud. M. le professeur Straus suppose que cette affection est due à la paralysie *a frigore* des filets vaso-moteurs (*Soc. médic. des hôpit.*, 26 mars 1880).

Mendel a décrit récemment (*Deutsche med. Woch.*, 1890) une névrite interstitielle dans la *trophonévrose faciale*. On sait que cette affection est mise par Samuel sur le compte d'un trouble fonctionnel de nerfs trophiques, et attribuée par Stilling à une étroitesse congénitale des vaisseaux de la face produite par l'irritation permanente des vaso-moteurs de la région.

Dans la *sclérodermie*, *trophonévrose disséminée* de M. Hallopeau, si voisine de l'hémiatrophie faciale, on a trouvé aussi des lésions matérielles du système nerveux. La névrite des branches qui vont innerver les parties sclérosées a été constatée par Lagrange (Thèse de Paris,

1874), par le Dr P. Meyer dans deux autopsies du professeur von Recklinghausen, de Strasbourg (1887). Ces nerfs ont toujours été trouvés sains, « avant leur pénétration dans la peau », par Darier.

Les filets nerveux emprisonnés dans les plaques étaient atrophiés dans les examens de Förster, hypertrophiés dans ceux de Fieber. Mery (Thèse de Paris, 1889) les a trouvés dégénérés sur un malade du service de Hutinel. M. le professeur Verneuil constate l'intégrité de ces filets dans toutes ses recherches. Ces lésions des ramifications nerveuses intra-dermiques ne constituent pas une preuve en faveur de l'origine névritique de la sclérodermie. Elles sont peu prononcées, généralement tardives; et puis, étant donnée leur exacte limitation aux filets compris dans l'intérieur du tissu sclérosé, il est bien probable qu'elles soient secondaires. La lésion essentielle dans la sclérodermie paraît être une endo-périartérite oblitérante (Vidal, 1875). Cette artérite est attribuée par quelques auteurs à une influence nerveuse (1).

(1) Il existe quelques expériences qui semblent démontrer que les parois vasculaires n'échappent pas aux influences nerveuses trophiques. Giovanni a vu, en 1877, se former des taches d'athérome sur la crosse de l'aorte et les valvules sigmoïdes d'un chien auquel il avait coupé le sympathique cervical. Martin dit avoir observé, en 1886, des lésions des petits vaisseaux du myocarde survenues à la suite de la section du pneumogastrique. Eichhorst a obtenu le même résultat dans quelques-unes de ses expériences.

Lewascheff a provoqué une artérite expérimentale des petites branches périphériques en s'y prenant de la façon suivante : Il mit à nu les deux sciatiques sur plusieurs chiens. D'un côté, il passa à travers le nerf un fil imbibé d'une solution de chlorure de sodium ou de sulfate de cuivre. Cette solution, dit l'expérimentateur, était assez

Nous voulons retenir le fait de la névrite intra-dermique, qui peut expliquer la production des éruptions trophiques qui compliquent fréquemment la sclérodermie. Nous y reviendrons.

Quelques auteurs ont eu l'occasion de constater des altérations de la moelle dans la sclérodermie ; Chalvet et Luys une sclérose des cordons latéraux dans une autopsie faite à Bicêtre; MM. Arnozan, Jacquet et Saint-Germain, de nombreux corpuscules embryonnaires dans la substance blanche et grise et l'atrophie granulo-pigmentaire de la colonne de Clarke ; Orth, en examinant un cas de Westphal, des indurations multiples siégeant dans les circonvolutions cérébrales. Ball considère ces altérations comme secondaires, consécutives à la maladie elle-même, « comme les atrophies de l'encéphale qui ont été signalées chez les amputés ».

La névrite périphérique a été dûment constatée dans plusieurs dermatoses. La thèse de M. Leloir est riche

concentrée pour irriter le nerf et pas assez pour le détruire. Cette irritation fut maintenue pendant très longtemps, jusqu'à deux ans, il paraît. Au bout de ce temps, les chiens furent sacrifiés. On constata à l'autopsie que toutes les artères du membre postérieur étaient saines du côté où le nerf avait été simplement mis à nu; du côté opposé, on constata au microscope des plaques disséminées d'artérite sur toutes les petites branches de l'extrémité du membre; il s'était produit une dégénérescence scléreuse de leur tunique moyenne.

Les gros troncs artériels étaient sains des deux côtés.

MM. Mathieu et Gley ont répété les expériences de Lewascheff sans arriver à obtenir des résultats si nets. Ils n'ont irrité les sciatiques que pendant trois mois.

M. Lancereaux considère que les lésions vasculaires dans l'athérome généralisé sont sous la dépendance d'altérations médullaires.

en observations très démonstratives à cet égard. Rappelons quelques faits.

L'origine névritique est considérée comme certaine dans les pemphigus aigus (*érythème bulleux*). M. Dejerine fut le premier à la constater anatomo-pathologiquement.

Iahrish, Leloir et Brocq ont aussi trouvé des nerfs altérés dans les cas analogues. Ces examens ont surtout porté sur les nerfs cutanés siégeant dans le tissu cellulaire sous-cutané, sous-jacent aux bulles.

L'observation de M. Dejerine (*Archives de physiologie*, 1876) a trait à une femme atteinte de paralysie générale, qui avait présenté quelques jours ayant sa mort, sur les deux avant-bras et sur les jambes, une éruption bulleuse pemphigoïde. M. Dejerine examina histologiquement quelques bulles, des nerfs cutanés, la moelle épinière et le bulbe rachidien de cette femme. Presque tous les tubes nerveux, surtout ceux qui furent pris dans le voisinage des bulles, étaient atteints de *névrite parenchymateuse* à plusieurs degrés, de même que les filets compris dans le tissu cellulaire attenant aux bulles. Du côté de la moelle, il y avait une sclérose bilatérale des cordons antéro-latéraux, principalement dans leur partie la plus interne, dès la hauteur correspondant à la naissance de la première paire cervicale à la partie inférieure du renflement lombaire. La plupart des tubes nerveux étaient atrophiés dans ces parties de la moelle ; quelques-uns réduits à leur cylindre-axe; d'autres complètement disparus. Intégrité des cordons postérieurs dans toute leur étendue, et aussi de la substance grise et du canal central. Les deux tiers postérieurs des pyramides du bulbe présentaient une sclérose semblable à celle de la moelle.

Dans ses conclusions, M. Dejerine pense que les altérations des extrémités nerveuses par lui constatées furent la cause directe de l'éruption de pemphigus.

Quinquaud a trouvé une névrite du sixième nerf intercostal, des deux côtés, sur un homme qui avait présenté, une vingtaine de jours avant sa mort, une éruption de grosses bulles sur les côtés correspondants du tronc.

Le fait de Jarisch est relatif à une femme de 61 ans, atteinte d'une éruption bulleuse que l'auteur appelle *herpès iris*. A l'autopsie, il trouva les cellules nerveuses des parties centrales latérales et postérieures de la moelle profondément altérées. Il ne fait pas mention de l'état des nerfs périphériques.

Dans les *éruptions papuleuses* (*prurigos, lichens*), on n'a pas encore trouvé, à notre connaissance, des lésions nerveuses, malgré qu'elles paraissent, entre toutes les dermatoses, les plus sujettes aux influences du système nerveux. Quelques dermatologistes, Cazenave étant le plus affirmatif, ont tranché la question, en leur donnant le titre de *névroses de la peau*.

Nous avons vu des *ichthyoses partielles* se manifester comme troubles trophiques, seules ou accompagnées d'autres lésions du même ordre, à la suite des traumatismes nerveux en particulier. L'examen histologique des nerfs cutanés n'a jamais été fait dans les ichthyoses partielles de cause interne, inconnue, exception faite des deux cas de Leloir (Académie des sciences, séances des 29 décembre 1879 et 12 juillet 1880) qui n'ont qu'une valeur relative, étant donné que les deux malades qui fournirent les lambeaux cutanés examinés présentaient en même temps des bulles de pemphigus, et que les lambeaux furent pris au voisinage de ces bulles.

Calomiati a signalé la névrite des filets cutanés dans un cas *d'eczéma*. G. Marcacci (de l'Institut royal de

Florence) a décrit des lésions du grand sympathique dans un autre cas, dont la forme n'est pas bien déterminée, pas plus que dans le premier.

Leloir a examiné les nerfs cutanés dans deux cas d'*ecthyma* d'origine nerveuse.

Dans sa première observation, il s'agit d'un paralytique général qui, au moment de sa mort, présentait une eschare au sacrum et quelques pustules d'ecthyma sur la face externe des fesses et des cuisses. La seconde se rapporte à un homme mort dans le service de Raynaud, à la suite d'une hémorrhagie cérébrale. Cet homme avait, au moment de sa mort, une dizaine de pustules, à différentes périodes de développement, sur la partie postérieure des fesses et sur les régions latérales des cuisses, surtout du côté paralysé.

Les filets nerveux cutanés attenant aux pustules étaient dégénérés. Chez le paralytique général, il y avait en outre des altérations des racines postérieures de la moelle.

M. E. Chambard (1877 à 1879) a examiné au laboratoire du Collège de France des lambeaux de peau xanthélasmique pris sur trois sujets atteints des trois variétés de *xanthélasma* ou *xanthoma* (*xanthoma planum*, *xanthoma tuberosum* et *xanthoma tubéreux*). Dans les deux dernières formes, surtout dans le xanthome tubéreux, il trouva des altérations des nerfs cutanés.

MM. Dejerine, Leloir et Chabrier ont constaté la névrite cutanée dans les taches de *vitiligo*.

MM. Pitres et Vaillard ont trouvé altérés les nerfs collatéraux des orteils et les nerfs plantaires en examinant des pieds atteints de *cors*, *durillons*, *dystrophies unguéales*.

Rapports entre la lésion nerveuse et le trouble trophique qui l'accompagne. — Les altérations des nerfs périphériques, surtout celles de leurs terminaisons cutanées, seraient susceptibles d'être rencontrées en dehors de toute manifestation morbide, trophique ou autre ; à l'état normal, chez des sujets n'ayant présenté pendant la vie aucune maladie dont l'origine nerveuse puisse être soupçonnée, on aurait trouvé des tubes nerveux altérés, non seulement dans les nerfs cutanés, mais encore dans les troncs d'un certain calibre qui se rendent aux extrémités et même dans les racines spinales, du moins c'est ce qu'avancent des cliniciens et des histologistes distingués. Le fait nous semble amoindrir considérablement l'importance d'un grand nombre de constatations anatomo-pathologiques faites dans les trophonévroses cutanées. Si au voisinage d'une peau saine il y a des nerfs altérés, alors les altérations signalées dans ces trophonévroses n'ont qu'une signification très discutable. Cette question est loin d'être bien élucidée.

M. Dejerine affirme n'avoir jamais trouvé d'altérations des racines spinales antérieures ou postérieures sur des sujets indemnes d'affections nerveuses.

Leloir a examiné toutes les racines antérieures et postérieures sur deux cadavres sans trouver la moindre fibre nerveuse altérée ou en voie d'altération, la moindre gaine vide, dans une centaine de préparations qu'il dit avoir mises sous le microscope.

La névrite périphérique a été cherchée plusieurs fois par Dejerine chez des individus morts de gangrène par embolie, et toujours sans résultats. On sait que, par contre, elle a été parfaitement constatée, comme nous venons de le voir, dans les gangrènes névropathiques.

Les investigations de ceux qui croient le système nerveux périphérique susceptible de s'altérer sans cause appréciable, ont porté le plus souvent sur les nerfs collatéraux des orteils, et, quelquefois, ils y ont vu des tubes plus ou moins dégénérés. Les pièces à examiner ont été prises sur des cadavres d'adultes, même de vieillards, et on sait la fréquence des lésions de la peau ou des ongles des orteils d'individus arrivés à un certain âge. Rien d'étonnant que dans ces conditions, les nerfs qui se rendent à ces parties soient atteints d'un certain degré de névrite dégénérative.

MM. Pitres et Vaillard ont minutieusement examiné les nerfs en question sur des pieds dont la peau et les ongles étaient complètement sains, et jamais ils ne les ont trouvés lésés. Si les orteils examinés avaient la moindre lésion cutanée ou unguéale, alors le nerf correspondant offrait l'altération caractéristique. De leurs multiples observations, ces auteurs ont tiré à peu près les deux conclusions suivantes : 1° les nerfs collatéraux sont sains, lorsque la peau et les ongles des orteils correspondants le sont aussi ; 2° il existe un rapport constant entre les cors, les durillons, les dystrophies unguéales d'une part, et, d'autre part, les lésions névritiques du voisinage.

Leloir a examiné grand nombre de nerfs cutanés pris sur des lambeaux de peau saine, et le résultat de ses examens a été invariablement négatif ; jamais il n'y a trouvé des tubes lésés comme dans les dermatoses trophiques. De là, son affirmation catégorique : « les nerfs cutanés ne contiennent pas, à l'état normal, des fibres dégénérées chez l'homme ».

D'après ce que nous avons dit plus haut, on pourrait affirmer la même chose en ce qui concerne les racines antérieures et postérieures.

Il faut dire qu'il existe dans la science quelques cas isolés, très peu nombreux, de lésions nerveuses constatées en dehors de toute manifestation morbide, ancienne ou actuelle, qui aurait pu en dériver. Ces cas, classés aujourd'hui sous le nom de *névrites latentes*, ont été précisément signalés d'abord par Pitres et Vaillard. Avant, Vulpian avait constaté la présence de tubes nerveux altérés à l'état normal dans les racines spinales ; Stricker (1877) fit la même constatation sur quelques nerfs périphériques appartenant à des animaux non malades ; Dejerine a vu des nerfs cutanés malades en dehors de toute dermatose ; Leloir lui-même, malgré son affirmation contraire, avoue avoir eu une fois cette surprise au cours de ses recherches aussi habiles que patientes ; Chipault a signalé la présence de tubes altérés dans les nerfs collatéraux externes des gros orteils de cinq enfants, dont les pieds étaient absolument sains. Ces enfants n'avaient pas encore marché, étant âgés de six à dix-huit mois. MM. Brissaud et Gombault ont appelé dernièrement l'attention sur cette question des névrites latentes. Dans les observations de M. Brissaud, quelques fibres paraissaient par places réduites à leur gaine de Schwann, mais au-dessus et au-dessous de cette dégénération le cylindre-axe était intact : il l'était donc aussi au niveau de la lésion. Dans les 14 observations de Gombault, la sensibilité correspondante aux nerfs malades était conservée ou à peine émoussée.

La seule lésion qu'a pu constater Michault dans les nerfs normaux du pied est l'atrophie de la myéline de certains tubes. En somme, dans tous ces examens portant sur des nerfs à lésions latentes, il s'agissait de *névrites périaxiles.*

L'étude des névrites latentes n'est encore qu'ébauchée, et il serait prématuré d'en tirer aucune conclusion; mais leur existence incontestable suffit pour prouver que certaines lésions nerveuses peuvent ne pas se manifester pendant la vie par aucun phénomène pathologique, de nature trophique ou autre. On ne peut conclure de là à l'indépendance entre le désordre trophique et la lésion nerveuse qui l'accompagne ; il faut se contenter de dire : pour qu'une région vicieusement innervée présente ce qu'on est convenu d'appeler des troubles trophiques, il faut un concours de circonstances qui agissent comme causes occasionnelles, le vice d'innervation restant la cause déterminante et essentielle.

On peut encore supposer que la lésion névritique est *secondaire,* qu'elle dérive du trouble trophique et que dans les cas où elle est constatée à une certaine distance de l'affection cutanée, il ne s'agit que d'une névrite ascendante dont le point de départ se trouverait être cette affection elle-même.

Pour prouver que la névrite est *primitive*, qu'elle est

cause du trouble trophique et non sa conséquence, plusieurs arguments ont été invoqués. On sait que les nerfs périphériques se laissent difficilement envahir par les processus pathologiques de voisinage auxquels ils sont étrangers. Examinés soigneusement lorsqu'ils ont été cueillis au voisinage de foyers inflammatoires ou ulcéreux, même enfermés dans ces foyers, ils ont été déclarés indemnes de toute altération intrinsèque. Pour les neuro-dermatoses en particulier, des faits très intéressants de cette nature sont mis en relief dans la thèse de Leloir. L'indurance des nerfs et l'absence de leurs lésions dans les affections tégumentaires non trophiques, constituent une seule preuve, mais de grande valeur, à l'appui des *névrites primordiales* dans les trophonévroses.

Les nerfs qui font partie d'un foyer inflammatoire se congestionnent facilement, et cette congestion peut même être ascendante, c'est-à-dire s'étendre jusqu'à une certaine distance de ce foyer, en remontant sur les branches nerveuses qui viennent y aboutir; MM. Cornil et Ranvier ont suivi cette progression congestive sur le sciatique, jusqu'à l'échancrure, dans des cas de phlegmon de la jambe. L'hyperhémie qui porte sur les vaisseaux périfasciculaires n'est pas difficile à saisir; mais en examinant de près les préparations, on s'aperçoit que le processus n'atteint pas le tube nerveux, qui y reste intact. Dans les inflammations suppuratives, alors que le tissu périfasciculaire des nerfs est très hyperhémié, baignant même dans la suppuration, ces tubes nerveux conservent leurs propriétés physiologiques et sont reconnus normaux sous le microscope. Ils sont très efficacement protégés, disent Cornil et Ranvier, par la gaine lamelleuse qui entoure les faisceaux. Ces auteurs font encore remarquer, dans le premier volume de leur *Histologie pathologique*, que le nerf sciatique dénudé dans toute l'étendue de la cuisse sur un animal vivant, peut encore continuer à remplir ses fonctions physiologiques et ne pas être frappé de mort.

M. Vulpian, dans une leçon professée au Muséum, en 1866, s'exprime ainsi : « La résistance des nerfs à l'altération est bien plus grande que celle des autres tissus de l'organisme... La pathologie le constate souvent. Alors que la gangrène a frappé de mort tous les tissus, alors que les régions sont envahies par des collections purulentes, le microscope révèle, au milieu de ces clapiers, la persistance des fibres nerveuses. » Jamain et Terrier font la même remarque que M. Vulpian, dans leur *Manuel de Chirurgie* (t. I, p. 154), à propos aussi des gangrènes. On peut dire que le tube nerveux est *l'ultimum moriens* dans les régions frappées de sphacèle, ce qui explique les douleurs plus ou moins vives ayant comme siège ces tissus dont les divers éléments semblent ne plus vivre que pour souffrir. On sait les atroces douleurs qui tourmentent dans les derniers jours de leur existence les malheureux atteints de cancer, surtout lorsque la tumeur évolue au milieu de tissus richement innervés. Ces douleurs sont certainement provoquées par les fibres sensitives qui se défendent pendant longtemps contre l'envahissement néoplasique, sans permettre la destruction de leur élément noble.

Les examens des nerfs dans les affections ulcéreuses

du tégument externe d'origine non névritique sont aujourd'hui assez nombreux, et tous ont donné un résultat négatif. Dans un cas d'ulcération profonde du gros orteil avec mélanodermie, survenue à la suite d'un écrasement chez un malade du service de Gosselin, les nerfs collatéraux et cutanés étaient sains. M. Dejerine n'a pas découvert le moindre tube lésé dans les filets nerveux qui avoisinaient un épithélioma de la lèvre inférieure, ni même dans les nerfs cutanés emprisonnés dans le tissu néoplasique. Balzer dans plusieurs espèces de syphilides, et Chambard dans les gommes syphilitiques ont obtenu de leurs examens des nerfs les mêmes résultats que Dejerine dans son cas d'épithéliome. M. Quénu n'a pas réussi non plus à surprendre des traces de névrite sur des pneumogastriques cueillis au milieu de foyers caséeux de tuberculose ganglionnaire du cou.

Autour des inflammations simples, les tubes nerveux conservent également leur intégrité. Poncet (de Cluny) n'a jamais trouvé des nerfs malades au voisinage des abcès. M. Dejerine a constaté l'intégrité complète des nerfs cutanés dans deux cas de gangrène de la peau dont l'origine nerveuse était tout à fait hors de cause ; dans un cas, il s'agissait d'un sphacèle consécutif à l'application d'un vésicatoire chez un hémiplégique, et dans le second il avait affaire à une femme cachectique atteinte en même temps de gangrènes viscérales. Ce clinicien a également trouvé sains les nerfs cutanés d'animaux dont la peau avait été au préalable irritée au moyen de divers caustiques. L'intégrité de ces nerfs a été vérifiée maintes fois dans plusieurs dermatoses d'origine incontestablement non nerveuse, tandis que leur altération est presque constante dans les trophodermatoses. M. Dejerine n'a pas trouvé de tubes nerveux altérés dans deux cas de psoriasis ancien. M. Leloir a cherché sans résultat ces altérations dans grand nombre de lésions cutanées profondes, non trophiques. Voici un résumé des recherches négatives de Leloir :

1° Examen de quatre plaques de psoriasis très ancien prises vingt-quatre heures après la mort sur quatre sujets différents.

2° Examen de deux lambeaux de peau recueillis aussitôt la mort, et quatre heures après sur deux sujets atteints, l'un de lupus érythémateux et l'autre de lupus tuberculeux. Deux autres lambeaux cutanés furent pris pendant la vie sur deux lupiques tuberculeux.

3° Examen de nombreuses pustules dans deux cas d'ecthyma cachectique et dans trois cas où cette affection était apparue au cours d'une fièvre typhoïde.

Si tous les faits qui précèdent ne sont pas suffisants pour affirmer, en les prenant comme base, que *le trouble trophique ne peut pas engendrer la lésion nerveuse*, ils doivent au moins être pris en considération pour ne pas soutenir le contraire. Les désordres des régions qui sont en rapport avec des nerfs malades, ne doivent pas être attribués systématiquement et exclusivement à la névropathie, parce qu'il faut tenir compte des agents infectieux capables de produire en même temps, et la névrite et l'altération cutanée, musculaire, viscérale, etc. Sur ce terrain si hypothétique, toutes les théories sont défendables.

Associations trophiques.

Pour soutenir l'origine directement nerveuse des trophonévroses qui ne sont pas encore classées, on peut tirer parti de leur association fréquente avec celles dont la nature n'est plus discutée ; les altérations cutanées qui se présentent si souvent à côté du *mal perforant*, par exemple, peuvent être rattachées avec raison à la même cause essentielle, génératrice. Pour le mal perforant, en particulier, les faits de ces associations morbides sont si communs, qu'on peut dire qu'il est rare de parcourir une observation détaillée de cette affection, sans y trouver signalés d'autres troubles trophiques voisins ou éloignés de l'ulcère (épaississement de la peau avec état ichthyosique, pigmentations anormales ; ongles épaissis, incurvés, rugueux, fendillés ; chute ou accroissement exagéré des poils ; hyperhidrose ou absence de sueurs ; érythèmes, eczémas, Glossy-Skin, gangrènes cutanées, faux phlegmons, etc., etc.). Ces désordres sont si fréquents qu'il est impossible, nous le répétons, de ne pas leur attribuer une origine commune avec la manifestation trophique principale. Ils ne doivent pas être considérés comme des complications du mal plantaire, encore moins comme de simples coïncidences morbides. Pour citer des observations à l'appui de cette manière de voir, on n'a que l'embarras du choix ; nous ne citerons que les plus connues, parce qu'elles nous paraissent les plus authentiques. Les thèses de Pitoy, Bernard,

Soulages, nous en offrent un certain nombre. Dans quelques observations de Duplay et Morat, Fayard et Dor, on voit des gangrènes de la peau à côté du mal plantaire. Voici les lésions que nous relevons dans une des observations de Dor : *Mal perforant* du petit orteil ; ulcérations gangreneuses sur plusieurs orteils et le dos du pied ; ostéophytes au niveau des articulations phalangiennes ; ongles épaissis, recourbés, cannelés de haut en bas ; peau lisse et tendue ; plaque violacée sur la face interne de la jambe du côté opposé, avec phlyctènes à sa surface ; varices des deux membres inférieurs ; une tache de vitiligo près de la commissure externe de l'œil droit. Il ne manque pas grand'chose au tableau pour être complet.

La *Revue des sciences médicales* nous donne le résumé de quelques observations parues dans un mémoire de Fischer (*Archiv. f. klin. chirurg.*, 1875). Le voici :

Myxome de la moelle. — Gangrène léproïde des orteils et des doigts ; ulcères léproïdes des doigts ; troubles de la motilité et de la sensibilité des extrémités ; *mal perforant.*

Hémiplégie ancienne. — Troubles trophiques divers des ongles et des orteils ; anesthésie ; *mal perforant.*

Blessure du nerf sciatique. — Paralysie du membre inférieur ; atrophie musculaire ; éruption érythémateuse ; œdème ; *mal perforant.*

Luxation traumatique du fémur. — Paralysie du membre inférieur ; atrophie, troubles trophiques divers ; *mal perforant.*

Fracture de jambe vicieusement consolidée. — Paralysie ; troubles trophiques des ongles et ulcérations circumunguéales ; œdème ; érythème du pied ; *mal perforant.*

Coup de feu de la fesse ayant blessé le sciatique. — Troubles trophiques divers ; *mal perforant.*

MM. Duplay et Morat racontent le fait suivant : Un homme atteint de deux ulcères perforants plantaires voit à un moment donné, sans cause appréciable, survenir un gonflement très étendu du pied qui cède facilement, laissant à sa suite une *éruption eczémateuse* du cou-de-pied avec exulcérations multiples, suintantes. La peau était dure et inextensible dans le voisinage. L'éruption persista pendant un mois et demi. La sensibilité, abolie au voisinage des deux ulcères, était presque normale sur la face dorsale du pied et au niveau de la jambe.

Une des observations de mal perforant publiées par Pitres et Vaillard et qui appartient à M. Suzanne (de Bordeaux) a trait à un malade qui présentait en même temps que son ulcère perforant du gros orteil, un état ichthyosique de la peau de la main droite, des dystrophies unguéales et quelques plaques gangreneuses sur la jambe. MM. Pitres et Vaillard constatèrent la névrite atrophique des collatéraux dorsaux des doigts et du cubital droit.

MM. les professeurs Proust et Fournier ont eu l'occasion d'observer deux cas de mal perforant avec ulcérations gangreneuses de plusieurs orteils et sclérodermie en plaques.

M. Lancereaux possède deux observations de mal perforant, accompagné de troubles trophiques divers. Dans la première, on voit : gangrène sèche du deuxième orteil gauche et des premier et deuxième orteils droits ; plaques érythémateuses et éruptions bulleuses sur les deux membres inférieurs et troubles trophiques multiples au niveau des pieds. Dans la seconde, les accidents survinrent à la suite d'une blessure du sciatique. A côté du mal perforant, il y eut gangrène superficielle des deuxième et troisième orteils et éruption bulleuse du gros orteil correspondant. Ces deux observations sont publiées au complet dans la thèse de Viville (1888).

La lèpre, surtout sa forme dite nerveuse, est associée

à des trophonévroses cutanées diverses. Le fait a son importance au point de vue qui nous occupe si l'on tient compte de la névrite périphérique qu'on trouve constamment dans cette affection depuis que Virchow la décrivit dans sa *Pathologie des tumeurs*, t. II, p. 512 et suiv.

Il n'est pas démontré que les lésions caractéristiques de la lèpre dérivent de la lésion nerveuse. Les toxines sécrétées par le bacille de Hansen peuvent agir directement sur certaines parties de la peau pour produire les macules et les plaques caractéristiques de cette maladie en même temps que sur les nerfs périphériques. Par contre, certains désordres qui accompagnent souvent la lèpre et qui n'ont, eux, rien de spécial, ne peuvent s'expliquer qu'en les mettant sur le compte de la névrite lépreuse. Les spédalsques ont souvent des poussées d'éruptions bulleuses, du Glossy-Skin, des déformations unguéales, des panaris analgésiques, des onyxis suppurés, des callosités des mains et des pieds, des maux perforants palmaires et plantaires, des pigmentations anormales de la peau, des taches de vitiligo.

L'atrophie musculaire (éminences thénar et hypothénar et muscles interosseux spécialement), les nécroses osseuses sont aussi l'apanage des lépreux.

Les troubles trophiques divers qui accompagnent souvent la sclérodermie, sont engendrés probablement par la même cause que celle-ci. Or, les principales théories mises en face aujourd'hui pour expliquer la nature de cette maladie peuvent être également favorables à l'origine nerveuse de ces troubles. Si la sclérodermie est une affection trophonévrotique directe, inutile de rien dire pour défendre la nature identique de ses associations habituelles. Supposant qu'elle soit produite directement par une endo-périartérite, celle-ci peut être considérée comme dépendante d'une influence nerveuse, et dès lors, les trophonévroses qui lui sont associées seraient attribuables à cette même influence. En ne tenant compte que des données anatomo-pathologiques précises, c'est-à-dire de la névrite des filets cutanés enfermés dans les plaques de sclérodermie, on trouve encore que les éruptions observées sur ces plaques peuvent relever de la lésion irritative de ces filets.

Si la sclérodermie n'est qu'une forme atténuée, fruste de la lèpre, comme le veulent M. le professeur Grasset (de Montpellier) et le Dr Zambaco-Pacha ; alors les dermatoses qui l'accompagnent sont probablement dues à une névrite lépreuse atténuée aussi.

Nombreuses sont les éruptions cutanées signalées chez les sclérodermiques. Fantonetti et Coliez ont vu des éruptions pustuleuses, Vidal a observé des phlyctènes et des bulles pemphigoïdes. Sur les plaques d'induration on a constaté des rougeurs érythémateuses (Thirial), du zona (Bajin-Aruing), de l'acnée, de l'ecthyma (Natalis Guillot), l'eczéma squameux (Aruing), l'impétigo (Fantonetti), des poussées d'urticaire (Mader).

On sait que dans la *sclérodactylie* ces éruptions, surtout les bulles et les phlyctènes, aboutissent souvent à des ulcérations gangreneuses.

Dans le cas de Hutinel rapporté par Méry, il est question d'une femme atteinte de sclérodermie généralisée qui présenta à un moment donné des pustules d'ecthyma au coude, à l'épaule et sur les membres inférieurs. Plusieurs de ces pustules se transformèrent en ulcérations d'aspect gangreneux. (La sensibilité resta normale sur tout le corps. Méry constata la névrite cutanée à l'autopsie de cette femme.)

La fréquence des divers troubles trophiques chez les sujets atteints de maladies générales du système nerveux est trop connue pour qu'il nous semble utile de nous en occuper. D'ailleurs, il nous faudrait ajouter grand nombre de pages à ce travail pour pouvoir seulement énumérer ces maladies et faire une liste des trophonévroses qui les compliquent souvent. Il existe un grand nombre d'autres états pathologiques dans lesquels les troubles trophiques observés peuvent être mis sur le compte d'altérations nerveuses centrales ou périphériques. Parmi les symptômes de toutes ces maladies, une bonne place est faite aujourd'hui aux désordres *vaso-moteurs et trophiques*.

Dans les intoxications chroniques par des substances dont l'action élective sur le système nerveux est indiscutable (alcool, plomb, mercure, arsenic, sulfure de carbone) on voit survenir, le plus souvent du côté des extrémités, des troubles analogues à ceux observés à la suite des traumatismes des nerfs. M. Lancereaux y a signalé des éruptions diverses (pemphigus) et même la gangrène.

Topographie des lésions cutanées névropathiques.

Nous voulons dire quelques mots sur le rapport qui a été noté quelquefois entre certaines dermatoses et le trajet connu des nerfs; ceci constitue à notre sens la meilleure preuve de toutes celles qu'on peut apporter pour appuyer l'origine nerveuse de ces dermatoses. En ce qui concerne le zona, ce rapport est déjà classique; il est inutile d'y insister.

Les ichthyoses locales paraissent suivre souvent le trajet des filets cutanés. Fischer assure avoir vu *l'exfoliation épidermique suivre en lignes fines* la distribution des nerfs de la peau. Hardy a observé grand nombre de cas analogues (*Nouv. Dict. de méd. et chirurg. prat.*, t. XVIII, p. 304). Dans l'*ichthyose hystrix*, dit-il, les petites élevures cornées suivent assez exactement le trajet des nerfs, principalement sur la paume des mains et la plante des pieds.

M. Duguet a observé un cas très intéressant d'ichthyose serpentine partielle, suivant le trajet des nerfs intercostaux. L'observation est publiée dans la thèse de Leloir. Il s'agit d'un malade affligé depuis son enfance d'une ichthyose serpentine de sept ou huit espaces intercostaux, d'un seul côté du corps, ne dépassant la ligne médiane ni en avant ni en arrière. Les bandes d'ichthyose alternaient avec des bandes de peau saine, parfaitement parallèles. C'était, comme le fait remarquer M. Duguet, un véritable *zona ichthyosique*.

Certaines formes de nævi, pour lesquels d'ailleurs l'origine nerveuse n'est pas loin d'être démontrée, présentent non seulement des rapports avec le trajet des nerfs, mais même avec un plexus tout entier lorsqu'ils occupent une large surface. Th. Simon les a vus correspondre à la distribution de quelques branches du trijumeau. Bärensprung et Gerhardt rapportent des faits analogues. Thomson et Rayer ont vu quelques nævi pigmentaires se limiter à la distribution du nerf mentonnier. Dans un cas de Hebra, la lésion recouvrait la partie inférieure de l'abdomen, le bassin et la partie supérieur des cuisses dans toute la zone innervée par les plexus lombaire et sacré.

Kaposi dit avoir vu (traduction française, par Besnier et Doyon, t. II, p. 101) la moitié du corps d'un sujet présenter un énorme nævus fortement pigmenté, avec des élevures verruqueuses à sa surface. La limite de la pigmentation suivait nettement une ligne médiane allant du front à la symphyse pubienne, et de l'occiput au cocoyx. Des traînées semblables de pigmentation brune suivaient le trajet des nerfs cutanés du membre correspondant.

Dans l'Atlas de Hebra une lésion semblable est représentée suivant exactement, comme l'herpès zoster, le trajet des nerfs intercostaux.

Th. Simon (*Archives für Dermatologie und Syphilis*, 1872, n° 1) parle de ces pigmentations congénitales, ne dépassant pas la ligne médiane et en rapport avec la distribution des nerfs cutanés; il les appelle *nævus nerveux*.

En 1880, M. Gaillard publia un fait analogue aux précédents, observé par lui dans le service de Guibout, à l'hôpital Saint-Louis. Il s'agit de taches pigmentaires congénitales généralisées. Nous donnons ci-dessous les quelques détails de cette observation qui nous intéressent particulièrement.

Jeune fille de 14 ans. Mère très nerveuse. Elle est sujette à des maux de tête fréquents, périodiques, à des gastralgies souvent répétées. Les extrémités se refroidissent facilement, et la peau devient violacée à leur niveau. Sa nourrice remarqua quelques jours après sa naissance qu'elle avait quelques taches couleur de *terre* sur la peau. Depuis, la pigmentation n'a fait qu'augmenter d'étendue. A son entrée à l'hôpital, on constate la diversité de teinte des cheveux, allant du blond au châtain foncé; ils sont courts, très secs, mais solidement plantés. Presque tout le cuir chevelu présente une coloration jaune formant placard à bords saillants. Les plaques de la face laissent à peine quelques intervalles de peau saine. A la région cervicale elles sont encore plus confluentes et plus foncées en couleur. Au membre supérieur droit, à la jambe droite et au thorax, la lésion affecte des rapports très manifestes avec l'innervation de ces régions. D'une plaque confluente de l'aisselle droite part une traînée de petits nodules isolés ou en chapelet, qui suit le trajet du nerf médian, au bras et à l'avant-bras. Arrivée à la paume de la main, elle envoie deux branches au médius et une aux côtés adjacents de l'index et de l'annulaire, sans empiéter sur la zone du nerf cubital. La jambe droite offre une bande large de un centimètre, qui va du genou au cou-de-pied, en suivant le trajet du rameau antérieur du nerf saphène interne. Du côté gauche du thorax, deux larges bandes dessinent à la manière du zona le trajet des nerfs intercostaux; à droite, une plaque qui commence au-dessous de la mamelle et s'arrête en bas au niveau de l'ombilic, exactement sur la ligne médiane (*nævus unius lateris* de Bärensprung). Deux bandelettes partant de chaque aisselle vont se rejoindre au-devant du sternum, en décrivant une ligne courbe à concavité supérieure.

La configuration de toutes ces plaques est très variable, et ne peut se rapporter à aucune figure géométrique. A la paume des mains, la lésion prend la forme de gros nodules non pigmentés.

La sensibilité de toute la surface cutanée est parfaitement normale. Les sécrétions cutanées ne sont pas non plus altérées.

Ce rapport entre le trajet des nerfs cutanés et les lésions de la peau étant la plupart du temps très difficile à saisir, grand nombre des observations publiées à cet égard peuvent être sujettes à caution.

Kaposi dit qu'une éruption qui lui avait paru correspondre à la distribution des nerfs de la région ne faisait en réalité que s'accommoder aux sillons de la peau dont la direction est sensiblement la même que celle de ses filets nerveux. Renaud (*Annales de dermatologie*, 1878) suppose que ces dermatoses ne sont influencées dans son arrangement que par le trajet des petits vaisseaux de la peau.

M. Brocq présenta à la Société de dermatologie et syphiligraphie, dans sa séance du 12 juillet 1894, au nom de MM. Dejerine, Mirallié et au sien, une femme de 47 ans atteinte d'un *eczéma* typique des deux mains, développé symétriquement *sur les territoires des nerfs médian et radial* avec *intégrité absolue du territoire du cubital.*

Cette femme n'était ni hystérique ni neurasthénique. Elle présentait une diminution notable de la sensibilité au tact et à la piqûre, des régions atteintes, mais souffrait en même temps de douleurs vives spontanées ou réveillées par les mouvements dans le bras gauche, et éprouvait des sensations d'engourdissement et de lourdeur dans les membres supérieurs.

Le trajet du médian était douloureux à la pression. M. Dejerine diagnostiqua chez cette malade un *trouble trophonévrotique probablement lié à une névrite, mais sans lésion de l'axe encéphalo-médullaire.*

On ne pourrait pas faire sur cette observation si nette

et si claire les mêmes objections que pour quelques-unes des antérieures.

La *symétrie* des lésions a été invoquée souvent pour faire prévaloir leur origine nerveuse. Cette symétrie n'a qu'une valeur très relative, si l'on tient compte de deux faits bien connus : le zona, type des éruptions trophiques, est unilatéral, tandis que les syphilides sont souvent symétriques.

Rôle des nerfs vaso-moteurs dans la production des troubles trophiques.

Des troubles dans les circulations locales peuvent se produire sous l'influence directe du grand sympathique, *nerf vaso-moteur*. On sait que sa section produit des désordres circulatoires, depuis les expériences de Pourfour du Petit (1712). Henle découvrit des fibres musculaires lisses dans les parois des artères ; Stilling vit des nerfs se perdre dans ces parois, et leur donna le nom de *vaso-moteurs*, sans s'arrêter à vérifier leur rôle. Les célèbres expériences de Claude Bernard sur le sympathique cervical du lapin (1851) prouvèrent que les nerfs de Stilling, par leur action sur la tunique musculaire des artères, étaient des *vaso-constricteurs* : leur excitation amène la constriction, et leur paralysie la dilatation des vaisseaux. Peu après, de nouvelles expériences de Cl. Bernard sur la corde du tympan vinrent créer une autre catégorie des nerfs vasculaires : les *vaso-dilata-*

teurs. Ceux-ci agissent sur les vaso-constricteurs en paralysant leur action (*interférence nerveuse*).

Centres vaso-moteurs. — Ils sont placés dans la moelle spinale, et surtout dans la protubérance et dans les pédoncules cérébraux (Ludwig, Schiff).

Trajet des vaso-moteurs. — Ceux qui viennent de la protubérance et des pédoncules cérébraux s'entre-croisent brusquement au niveau du bulbe (Brown-Séquard). Dans la moelle ils suivent un trajet direct. Ils sortent de la moelle par les racines antérieures des nerfs rachidiens (Cl. Bernard), et se rendent dans les artères en suivant les filets du grand sympathique. Ils émergent de la moelle à des hauteurs différentes, sans correspondre aux points d'émergence des nerfs de relation auxquels ils vont s'associer dans certaines régions (membres).

Les troubles trophiques ont été attribués à l'hyperhémie ou à l'ischémie produite par action vaso-motrice dans les divers tissus. Les expériences de Claude Bernard nous démontrent que les nerfs de la vie de relation reçoivent du grand sympathique des anastomoses nombreuses, de façon qu'on peut presque toujours mettre en cause les vaso-moteurs dans la production des désordres occasionnés par les lésions du système nerveux cérébro-spinal.

Nous allons passer sommairement en revue quelques-unes des opinions les plus caractérisées, émises pour combattre ou affirmer le rôle des vaso-moteurs dans la production de ces troubles. D'après la *théorie vaso-*

motrice, le système nerveux exerce son influence sur la nutrition des tissus en se servant de ses filets vaso-constricteurs et vaso-dilatateurs, dont l'action alternative sert à régler le cours du sang qui doit porter les matériaux nutritifs nécessaires à la vie de l'élément anatomique. Le trouble trophique ne serait dans ce cas qu'une perturbation circulatoire résultant elle-même d'une action nerveuse. La théorie vaso-motrice n'est en somme qu'une *théorie nerveuse indirecte*. Robin (art. *Cellule*, du *Dict. encyclopédique*, 1re série, t. XIII, p. 589, et *Anatomie et physiologie cellulaires*) a été le principal défenseur de cette théorie en France.

Virchow admet l'action indirecte, intermédiaire, de la vaso-constriction et la vaso-dilatation, surtout dans la production des désordres de nature inflammatoire. Vulpian pense que la diminution dans l'activité circulatoire provoquée par action vaso-motrice est bien capable de produire à elle seule des troubles trophiques, surtout chez certains sujets dont la peau est très impressionnable, celle des extrémités en particulier, et les centres réflexes vaso-moteurs d'une excitabilité très exagérée. Il fait remarquer que ce ralentissement circulatoire neuro-paralytique peut être assez grand pour retarder considérablement l'action d'un poison introduit par voie hypodermique dans un membre où les nerfs ont été coupés. Pour Schiff, les parties hyperhémiées par paralysie vaso-motrice sont susceptibles d'avoir leur nutrition altérée sous l'influence du plus léger irritant mécanique local, et alors leur inflammation revêt facilement un caractère destructif.

Maurice Raynaud, un des meilleurs juges dans cette matière, considère l'hyperhémie neuro-paralytique, prolongée pendant un certain temps, comme capable de provoquer des désordres profonds, même la gangrène qui paraît être la plus haute expression des troubles nutritifs Onimus croit que le processus inflammatoire qui produit le trouble trophique débute par l'arrêt de la circulation capillaire qui suit immédiatement la paralysie vaso-motrice. Les artérioles ayant perdu leur contractilité anatomique, dit-il, sont impuissantes à combattre localement le trouble circulatoire : l'inflammation se déclare. Les capillaires s'obstruent petit à petit, le sang n'apporte plus d'oxygène à la région, et le trouble trophique en est la conséquence.

Les opinions contraires à la théorie vaso-motrice sont encore plus nombreuses, aussi caractérisées et mieux basées, il faut le dire, que celles qui lui sont favorables. Ainsi en France, presque tout le monde est d'accord aujourd'hui pour considérer la dilatation ou le resserrement vasculaire comme incapables de provoquer par eux-mêmes le moindre trouble de nutrition. Conheim, Peels, Samuel discutent encore en Allemagne cette théorie d'origine si française.

Spillmann dit que l'hyperhémie provoquée par la paralysie vaso-motrice, loin de provoquer une réaction quelconque de nature inflammatoire, améliore les inflammations. Il ajoute que rien ne prouve que la paralysie des vaso-dilatateurs ait une influence quelconque sur la résistance des tissus. Une expérience de Snitzin (*Centralblatt*, 1874, p. 161) vient à l'appui du dire de

Spillmann. Snitzin extirpa sur un lapin le ganglion cervical supérieur d'un côté, et introduisit un fil de verre dans la cornée du même côté : la réaction inflammatoire fut très passagère. Introduisant un autre fil de verre dans la cornée du côté opposé, il y provoqua une inflammation vive avec infiltration purulente, iritis, panophtalmie. Des expériences de Claude Bernard et de Snitzin sur la cinquième paire démontrent que, si en même temps que la section de ce nerf on pratique l'ablation du ganglion cervical supérieur correspondant, les troubles nutritifs de l'œil sont considérablement retardés, et à leur apparition ils présentent une intensité beaucoup moindre que celle qu'on observe ordinairement dans les lésions isolées du trijumeau.

Une expérience bien connue de M. le professeur Duval prouve que la cicatrisation marche plus rapidement dans les tissus hyperhémiés par vaso-dilatation que dans les tissus normaux : en coupant symétriquement les deux oreilles d'un lapin sur lequel on a pratiqué au préalable la section du cordon cervical d'un côté, on voit le moignon de l'oreille du même côté se cicatriser beaucoup plus rapidement que celui de l'oreille du côté opposé.

Charcot dit que la part que prend le système vaso-moteur dans les troubles trophiques se borne à préparer un terrain favorable à d'autres agents plus directs. L'hyperhémie neuro-paralytique, dit-il, n'est jamais suffisante pour occasionner, à elle seule, une altération dans la nutrition des tissus; elle crée une prédisposition. Il fait remarquer que les troubles trophiques proprement dits ne révèlent ni à leur début ni pendant leur évolution aucun des symptômes objectifs propres aux désordres vaso-moteurs ; que les hyperhémies partielles de cause neuro-paralytique sont accompagnées d'une élévation de la température locale, tandis que dans les troubles trophiques la température s'abaisse le plus souvent. Weir Mitchell se montre en ce point du même avis que Charcot.

On sait que la section du grand sympathique du cou n'est jamais suivie d'altérations trophiques.

L'ischémie vaso-motrice paraît aussi impuissante que l'hyperhémie à produire les désordres qui nous occupent. Cette ischémie ne dure d'abord que quelques heures, pour faire place bientôt à l'hyperhémie paralytique consécutive à l'épuisement du nerf. Même prolongée pendant un laps de temps beaucoup plus long, cette contraction vasculaire reste inefficace, et la démonstration expérimentale en a été fournie par O. Weber, en procédant de la façon suivante : au moyen d'un appareil spécial il obtint l'irritation permanente du grand sympathique pendant une huitaine de jours. Il provoqua l'ischémie avec pâleur et refroidissement considérable (abaissement de la température de 2° centigrades) des régions correspondantes, et pas trace de troubles trophiques. Les ischémies partielles des angio-neuroses hystériques sont indépendantes des troubles trophiques que l'on peut observer en même temps chez ces malades (Charcot).

Dans les hémisections de la moelle suivies de décubitus aigu, on voit l'eschare se former du côté opposé à celui de la paralysie vaso-motrice. Chez l'homme, les lésions unilatérales de la moelle donnent lieu à des désordres dans les membres du côté correspondant à la lésion médullaire, tandis que les troubles trophiques proprement dits (eschares sacrées ou du talon) s'observent précisément du côté opposé (Charcot).

Vulpian lui-même, après avoir émis une opinion si favorable à la théorie vaso-motrice, se met plus tard d'accord avec la majorité des auteurs, et s'exprime ainsi : « La paralysie vaso-motrice ne peut être qu'une cause prédisposante de troubles trophiques, en mettant les tissus dans des conditions défectueuses de nutrition. »

Une lésion nerveuse matérielle ou fonctionnelle compromet la nutrition des tissus, et peut produire en même temps des phénomènes de contraction ou de dilatation des petits vaisseaux. De cette façon, l'influence de la névrite ou de la névrose s'exerce directement et indirectement. Interviennent après les causes mécaniques, l'infection, et ce qu'on est convenu d'appeler le trouble trophique se trouve constitué, avec ses formes si dissemblables. Sans aucun doute, le désordre circulatoire concomitant lui prête une physionomie spéciale dans certains cas.

Arnozan tâche de faire ressortir dans sa thèse d'agrégation la différence qui existe entre les troubles trophiques dans lesquels l'élément qui domine est le désordre circulatoire et ceux qui dérivent plus directement de la lésion nerveuse ; l'élément vaso-moteur, lorsqu'il coexiste restant relégué au second plan. Pour lui, certaines hémorrhagies viscérales, les œdèmes des membres paralysés, les érythèmes en général, les pseudo-phlegmons, les éruptions bulleuses, l'état phlegmoneux qui marque le début du décubitus acutus, doivent être placés dans la première catégorie. Les dégénérations secondaires, les atrophies secondaires des centres, les amyotrophies, les arthropathies des ataxiques composent le second groupe. Cet essai de division des troubles trophiques correspond un peu à la manière de voir de Samuel, lequel étudie à part les *lésions trophiques proprement dites* et les *inflammations trophiques*. Cette différenciation est loin encore aujourd'hui de devenir classique.

Dans les traités modernes de pathologie interne on décrit, sous la dénomination de « *troubles trophiques et vaso-moteurs* » ou « *trophiques ou vaso-moteurs* », la sclérodermie, la trophonévrose faciale, l'asphyxie locale et la gangrène symétrique des extrémités, le mal perforant, etc., etc...

Les chapitres consacrés à ces maladies exposent un symptôme qui relève manifestement d'un trouble circulatoire, à côté d'un autre qui paraît être de nature purement trophique, dans le sens propre du mot, sans que l'auteur s'occupe de les classer dans deux groupes différents. Il ne peut pas en être autrement. La question est encore trop controversée pour qu'on puisse faire ce classement, qui entraînerait une longue discussion presque à propos de chaque fait.

Centres trophiques.

Si le système nerveux exerce une action trophique spéciale sur nos tissus, sans intermédiaire de l'appareil circulatoire, il est à supposer qu'il existe des centres destinés à commander cette action, des *centres trophiques.* Waller les désigne du nom de *neuro-génotrophes.*

Centres encéphaliques. — Ces centres ne sont pas encore connus. L'existence fréquente des eschares de décubitus aigu dans les encéphalopathies, fait supposer que certaines régions de l'encéphale exercent une influence trophique sur le tégument externe.

Centres médullaires. — D'après Charcot, le centre trophique des fibres motrices se trouverait dans les cellules des cornes antérieures de la moelle. Ces cellules exerceraient leur influence trophique spécialement sur les muscles et les jointures. La nutrition du tégument externe paraît être complètement en dehors de leur influence, et la preuve est fournie par le fait que dans la paralysie infantile spinale et dans la paralysie spinale de l'adulte, l'eschare sacrée fait toujours défaut. Vulpian admet cette influence trophique des cellules des cornes antérieures de la moelle sur les fibres motrices, en dehors de toute intervention des nerfs vaso-moteurs.

La substance grise de la moelle et les cordons postérieurs ont sous leur dépendance la nutrition des régions qui reçoivent leur innervation, et principalement le tégument externe.

La fréquence plus grande des troubles trophiques après la section des nerfs périphériques qu'après la section de la moelle en avant de l'origine de ces nerfs (expériences de Brown-Séquard) s'expliquerait, selon Vulpian, par le fait qu'un nerf coupé prive absolument son territoire de l'influx médullaire, tandis que la section transversale de la moelle laisse toujours les nerfs en rapport avec la substance grise (1).

Cette influence directe de la moelle sur la nutrition, démontrée cliniquement par Charcot et par les expériences et les faits cliniques de Vulpian, est niée par Waller et par Samuel. Ce dernier pense que la moelle n'a aucune influence sur la production des troubles trophiques ; que ceux-ci dépendent uniquement de l'action des ganglions spinaux et des nerfs périphériques. Charcot fait remarquer qu'en acceptant l'hypothèse de Samuel on ne pourrait pas s'expliquer l'apparition d'eschares sacrées précoces dans une myélite traumatique de la région cervico-dorsale, par exemple, ou dans les myélites spontanées centrales.

L'étude des troubles trophiques cutanés chez les ataxiques a conduit Charcot à dire, que les *faisceaux radiculaires internes* possèdent des fibres qui ont une influence directe sur la nutrition de la peau. En effet, il pense que les douleurs fulgurantes du tabes sont produites par l'irritation que subissent les tubes nerveux venant des racines postérieures (faisceaux radiculaires internes) en traversant les cordons postérieurs de la moelle avant de pénétrer dans les cornes postérieures.

(1) Du fait qu'une lésion unilatérale de la moelle provoque une eschare au côté opposé, Charcot déduit que les fibres nerveuses dont l'altération produit la mortification cutanée, s'entrecroisent dans la moelle, de même que les fibres préposées aux impressions tactiles, au lieu de suivre un trajet direct comme celles qui ont sous leur influence la nutrition des muscles et des jointures.

On sait, d'autre part, que les crises de fulgurations coïncident avec les troubles cutanés.

Centres ganglionnaires. — L'influence trophique des ganglions intervertébraux sur les racines postérieures a été nettement établie par Waller, Cl. Bernard, Magendie, Longet, Vulpian, etc. Les recherches de Remak, Ecker, Kölliker, Vulpian tendent à démontrer que ces ganglions sont formés de cellules unipolaires et que les tubes nerveux venus de la moelle ne font que les traverser; en les traversant ils s'unissent aux tubes émanés des cellules unipolaires ganglionnaires pour former les racines rachidiennes. On a supposé que ces tubes venant des ganglions pouvaient remplir le rôle de nerfs trophiques; mais Waller a renversé cette théorie en démontrant que les tubes nerveux venus de la moelle, tout en ne faisant que traverser les ganglions, sont cependant sous la dépendance trophique des cellules unipolaires; en effet, en coupant la racine postérieure d'un nerf rachidien entre la moelle et le ganglion, on voit le bout médullaire dégénérer, tandis que le bout attenant au ganglion reste intact.

Centres périphériques. — Les auteurs modernes, se basant sur l'existence des *névrites spontanées périphériques* sans lésion centrale, cherchent à prouver cliniquement que les nerfs périphériques ont leur individualité pathologique; que leur nutrition n'est pas subordonnée à l'intégrité des centres ganglionnaires si étroitement que la physiologie prétend le démontrer; qu'ils possèdent de petits centres trophiques disséminés dans tout leur trajet. M. le professeur Joffroy (*Archives de physiologie*, 1879), Duménil, Frerichs, Leyden, ont publié des observations très démonstratives à cet égard. Les constatations anatomo-pathologiques faites dans les paralysies toxiques ont servi de point de départ à l'étude de ces névrites.

Avant, on connaissait déjà certains cas isolés de paralysies plus ou moins généralisées, dans lesquels l'examen le plus minutieux de la moelle épinière, à l'œil nu ou à l'aide du microscope, n'avait révélé la moindre altération, tandis que les nerfs périphériques avaient été trouvés atteints de lésions grossières (1).

Il existe quelques observations de paralysies saturnines avec lésions de la moelle épinière (atrophie des cornes antérieures et dégénération des tubes nerveux dans un cas de Œller), mais bien plus nombreuses sont celles dont l'examen nécrobiotique a été négatif pour la moelle et affirmatif pour les nerfs périphériques (cas de Charcot et Gombault, Lancereaux, Dejerine, etc., etc.). Aujourd'hui on peut dire que la névrite périphérique a été trouvée dans la paralysie saturnine chaque fois qu'elle a été bien cherchée.

M. Letulle a démontré (*Archives de physiologie*, 1887) que les paralysies mercurielles expérimentales sont d'origine périphérique, et dues à un processus dégénératif des

(1) Duchenne et Erb pensent que dans ces cas il existe néanmoins un désordre de la moelle, purement fonctionnel, il est vrai, mais suffisant pour engendrer les névrites périphériques. Les nerfs dégénéreraient alors de la périphérie au centre, de même qu'il arrive dans les sections des racines nerveuses.

tubes nerveux. On ne possède pas d'autopsies chez l'homme ayant révélé nettement la névrite dans la paralysie hydrargyrique, à part l'observation de Leudet (*Archives de médecine*, 1865) dans laquelle il est dit que les nerfs étaient volumineux et ramollis.

Les recherches anatomo-pathologiques ne sont pas plus avancées dans les paralysies arsenicales et dans celles qui paraissent résulter de l'intoxication par le sulfure de carbone.

Quoique les paralysies des maladies infectieuses soient généralement d'origine médullaire (Landouzy, Thèse d'agrégation, 1880), les névrites périphériques y ont été signalées, *même en l'absence de toute altération visible de la moelle épinière*. Cette constatation a été faite par M. le professeur Joffroy dans les paralysies des varioleux; par MM. Dejerine, Pitres et Vaillard, Buzzard, dans la paralysie diphthérique; par Pitres et Vaillard et Bernhardt dans certaines paralysies localisées à un membre qui surviennent à la fin de la fièvre typhoïde, par Joffroy, Vierordt, Muller, Pitres et Vaillard dans les atrophies musculaires des tuberculeux; par M. le professeur Fournier et Dargand dans les troubles paralytiques localisés et dans plusieurs cas de douleurs siégeant sur le trajet de certains nerfs chez les syphilitiques. Barbillion a signalé ces névrites dans le rhumatisme articulaire aigu.

On a constaté aussi des névrites dans les maladies diathésiques, en dehors de toute dégénération de la moelle (rhumatisme chronique, goutte, diabète). Pitres et Vaillard, Buzzard, Giraudeau en ont publié des observations.

Les polynévrites des tabétiques sont aujourd'hui bien connues. Elles peuvent précéder les lésions caractéristiques de la moelle ou coexister avec elles, mais souvent sans aucun rapport de continuité avec ces dernières (1). Ce fait a été démontré par Westphal et par Pierret (1880). Viennent après les travaux de M. Dejerine sur les névrites motrices (*Archives de physiologie*, 1883 et 1884), de Sakoky, Oppenheim et Siemerling, Pitres et Vaillard (1886) et les recherches plus récentes de M. le professeur Raymond, Blocq, Bourdon, Luys, J. Babinsky (1890).

On a fait beaucoup d'objections à cette indépendance pathologique apparente du système nerveux périphérique d'avec les centres. L'altération fonctionnelle de ces centres, hypothèse séduisante et toujours soutenable, la possibilité qu'une altération matérielle minime puisse échapper à nos moyens d'investigation, serviront toujours à combattre l'existence des névrites spontanées périphériques. Pour l'alcoolisme en particulier, M. Lancereaux pense qu'il n'est guère probable que cet agent limite son action à la périphérie, étant donné le tableau symptomatique de cette intoxication et l'extension des désordres.

L'anatomie pathologique lui donne raison, puisque dans plusieurs autopsies on a trouvé des altérations des cellules des cornes antérieures de la moelle et des cellules des noyaux gris du bulbe. Dans une observation de

(1) Pour expliquer dans ces cas les névrites sensitives, on suppose une altération dynamique des ganglions spinaux correspondants, centres trophiques de ces fibres. Une altération semblable des cellules motrices de la moelle et du bulbe peut expliquer les lésions périphériques des nerfs moteurs.

Vierordt il y avait une sclérose des cordons de Goll et quelques lésions des racines postérieures de la moelle.

Nous avons fait cette digression dans le terrain si compliqué des névrites spontanées pour faire ressortir la confusion qui règne encore dans l'étude des centres trophiques. On en signale dans toute l'étendue de l'axe encéphalo-rachidien et dans ses dépendances, mais d'une façon si vague qu'on ne peut encore en tirer aucune conséquence. Il est reconnu d'une part que l'encéphale et la moelle exercent une influence certaine sur la nutrition; et d'autre part, qu'un nerf périphérique peut dégénérer (être atteint d'un trouble trophique) en dehors de toute influence centrale et de toute cause externe, et produire à son tour un désordre nutritif dans l'organe auquel il se distribue.

Le seul centre neuro-génotrophe bien déterminé, expérimentalement et cliniquement, est le ganglion intervertébral pour la racine postérieure correspondante, mais celle-ci paraît encore pouvoir dégénérer sans être influencée par une altération de ce ganglion (1).

Nerfs trophiques.

Existe-t-il des filets spéciaux destinés à transmettre les influences trophiques aux divers tissus et organes?

(1) Les névrites ascendantes dans lesquelles le processus destructif au lieu de suivre la marche ordinaire se propage de la périphérie au centre, s'opposent à faire accepter l'influence trophique trop exclusive du ganglion spinal. M. le professeur Hayem a démontré que ces névrites peuvent, en atteignant la moelle, déterminer une inflammation dans l'épaisseur de celle-ci.

Rien de mieux pour expliquer les influences nerveuses trophiques que de trouver des nerfs destinés exclusivement à cette fonction. A côté des filets sensitifs et moteurs, il fallait des *filets nutritifs ou trophiques.*

En 1854, Auguste Comte parle pour la première fois de ces nerfs qui, d'après lui, remplissent envers la nutrition un rôle analogue à celui des nerfs moteurs pour les fonctions musculaires.

Dans une lettre qu'il publia en 1857, dans l'*Appel aux médecins*, on peut lire ceci : « Il n'existe réellement que *trois classes de nerfs, nutritifs, sensitifs* et *moteurs*, qui constituent autant de systèmes respectivement subordonnés aux trois régions du cerveau. » Peu de temps après (1860), Samuel donna une belle description de ces nerfs spéciaux; mais malheureusement, il les décrivit avant de les découvrir, et personne n'a été plus heureux que lui jusqu'à l'heure actuelle, malgré la bonne volonté et le reconnu savoir-faire des habiles chercheurs qui après lui ont poursuivi cette importante découverte (1).

(1) Dans la section incomplète du trijumeau pratiquée par Meissner dans le crâne d'un lapin, suivie de troubles trophiques dans l'œil avec conservation de la sensibilité, l'examen microscopique lui apprit que le trijumeau n'avait été entamé par le névrotome que dans sa partie la plus interne; d'où il conclut que la nutrition de l'œil était sous la dépendance de cette partie de la cinquième paire. Peu de temps après, Büttner voulant répéter l'expérience de Meissner ne vit survenir dans l'œil que des troubles sensitifs non accompagnés de désordres de nutrition. A l'autopsie, il constata qu'il avait respecté précisément la partie du nerf qui avait été déchirée par Meissner. Ces deux expériences, dont l'une est la contre-épreuve de l'autre, tendraient à montrer que la partie externe du trijumeau, dans son trajet intra-crânien tout au moins, est préposée à la sensibilité des parties auxquelles elle se distribue, tandis que sa partie la plus interne a sous sa dépendance la nutrition de ces parties.

Ces nerfs nutritifs ou trophiques semblaient au premier abord tellement indispensables à l'explication de certains phénomènes pathologiques, que Duchenne (de Boulogne) en parlant d'eux, n'hésite pas à dire : « S'ils n'existent pas, il faut les inventer. » Aujourd'hui, on ne trouve pas que leur existence soit si nécessaire. Le même Samuel est revenu plus tard sur ses premières impressions, et ne les admet qu'avec beaucoup de restrictions (1).

De ce que la section d'un *nerf moteur* produise l'atrophie musculaire, ou la lésion d'un *nerf sensitif* des troubles trophiques de la peau, il ne s'ensuit pas que les nerfs moteurs ou sensitifs aient des fibres spéciales destinées à transmettre l'influence des *centres trophiques* aux muscles et à la peau. Les *nerfs moteurs* de même que les *nerfs sensitifs*, dont la *conductibilité* est *indifférente*, comme dit M. le professeur Duval (expériences de Vulpian et de P. Bert), ayant une identité anatomique et physiologique parfaite, n'ont une fonction différente que par le fait de leurs diverses connexions centrales et périphériques. Dès lors, il n'est pas irrationnel de supposer que ces filets chargés les uns de la *motricité*, les autres de la *sensibilité*, aient aussi la mission de porter l'influence des *centres trophiques* aux organes auxquels ils se rendent. Cette supposition faite, il semble tout naturel que la lésion d'un nerf sensitif affecte la

(1) L'expérience de Ludwig qui démontre l'existence de certains nerfs ayant une action spéciale sur les phénomènes chimiques qui se passent dans les éléments anatomiques (*nerfs sécréteurs*), a servi d'appui aux partisans des nerfs spéciaux de la nutrition, sans pour cela faire prévaloir leur théorie.

nutrition de la peau et de ses annexes, et que celle d'un nerf moteur entraîne l'atrophie du muscle qui est sous sa dépendance (1).

(1) Cette différence entre les effets de la lésion des nerfs moteurs et des nerfs sensitifs est rendue quelquefois très manifeste par certains faits cliniques, et par l'expérimentation. Weir Mitchell fait remarquer à ce propos que la section des nerfs du sens spécial de la langue entraîne des désordres dans la muqueuse et les papilles de l'organe, tandis que la section du grand hypoglosse n'altère que ses muscles. Il a vu à Pensylvania Hospital une blessure de l'hypoglosse être suivie de paralysie de la moitié de la langue et d'atrophie musculaire, avec intégrité de la sensibilité et de la nutrition de la surface de la muqueuse.

INDEX BIBLIOGRAPHIQUE

Arnozan. — *Lésions trophiques consécutives aux maladies du système nerveux.* Thèse d'agrégation, 1880.

Arnozan et Salvat. — Névrite du sciatique par instillations d'éther. *Bulletin de la Soc. anatomique et physiologique de Bordeaux*, 1883, p. 78.

Athanassio. — *Des troubles trophiques dans l'hystérie.* Thèse de Paris, 1890.

Avezou. — *Phénomènes consécutifs aux lésions des troncs nerveux du bras.* Thèse de Paris, 1879, n° 165.

Babinski. — Art. Névrite, in *Traité de médecine*, de Charcot, Bouchard et Brissaud, t. IV, p. 649.

Ball. — Art. Sclérodermie, du *Dict. des Soc. méd.*, 3e série, t. VII, p. 715.

Banke. — Sur un cas d'œdème angio-névrotique. *Berl. klin. Woch.*, 8 février 1892.

Bayet. — Contribution à l'étude du zoster gangreneux hystérique. *Journ. de méd., de chir. et de phar. de Bruxelles*, 5 mars 1891.

— Gangrènes disséminées et successives de la peau d'origine hystérique. *Annales de dermatologie et de syphiligraphie*, mai 1894.

Begg (John-R.). — Idiopathic Gangrene of the four extremeties nose and ears amputation of the extremeties. *The Lancet*, London, sept. 1870.

Benni. — *Recherches sur quelques points de la gangrène spontanée.* Thèse de Paris, 1867.

Bernard (Claude). — *Leçons sur la physiologie et la pathologie du système nerveux*, 2e leçon, 15 mai 1857.

Blachez. — Des dermatoses consécutives aux lésions nerveuses, *Gaz. hebdomadaire*, 7 mars 1879, p. 150.

Bourneville. — Hémiplégie gauche et gangrène du pied gauche. Autopsie. *Mouvement méd.*, 1870.

Boye. — *Etude comparative sur certains troubles trophiques des extrémités.* Thèse de Paris, 1894.

Broca. — Gangrène du pied consécutive à l'oblitération de l'aorte abdominale par embolie chez un paralytique ; ramollissement de la moelle. *Bull. de la Soc. de chirurgie*, 24 juillet 1861, et *Union méd.*, 1861, t. II, p. 382.

Brocq. — Cas d'eczéma symétrique développé sur le territoire du médian et du radial. Séance du 12 juillet 1894, de la *Soc. de dermatologie et syphil.*

Brown-Séquard. — Sur les altérations pathologiques qui suivent la section du nerf sciatique. *Comptes rend. de la Soc. de biologie*, 1849, t. I, p. 136.

— Nutrition et cicatrisation après la section du nerf sciatique très haut et amputation de la cuisse. *Comptes rend. de la Soc. de biologie*, 1893, p. 688.

— Remarks on some of the physiological and pathological influences of the nervous on nutrition. *Brit. Méd. J.*, London, 1880, 915.

— On certain physiological effects of stretching of the sciatice nerve. *Lancet*, London, 1881, p. 206.

Chambard. — Du xanthélasma et de la diathèse xanthélasmique. *An. de derm. et syph.*, 1879, p. 5, 241, 363.

— Des formes anatomiques du xanthélasma cutané. *Arch. de physiologie*, 1879, p. 691.

Chandelux. — Lésions nerveuses dans le zona. *Arch. de physiologie*, 1879, p. 674.

Charcot. — Sur quelques cas d'affections de la peau sous l'influence du système nerveux. *Journ. de physiologie*, 1859, t. II, p. 108.

— Troubles trophiques consécutifs aux lésions des nerfs. *Mouvement méd.*, 1870, p. 293.

— *Œuvres complètes*, 1889, t. VIII, p. 171.

— *Leçons sur les maladies du système nerveux*, recueillies par Bourneville, 1892, t. I.

Chipault. — Le mal perforant. *Gaz. des hôp.*, 18 juillet 1891, p. 765.

Cornil et Ranvier. — *Histologie pathologique*, 1884, t. I, p. 658.

Couyba. — *Troubles trophiques consécutifs aux lésions traumatiques de la moelle et des nerfs*. Thèse de Paris, 1871.

Dastre et Morat. — *Recherches sur le système nerveux vasomoteur.*

Dejerine. — Altérations nerveuses dans le pemphigus. *Arch. de physiologie*, 1876, p. 317.

— Sur les altérations des nerfs cutanés dans la pellagre. *Comptes rendus de l'Acad. des Sciences*, 1881, p. 91.

Dejerine et Leloir. — Recherches anatomo-pathologiques et cliniques sur les altérations nerveuses dans certains cas de gangrène et dans la lèpre. *Arch. de physiologie*, 1882, p. 988.

Despaignet. — *Quelques observations sur la gangrène spontanée des extrémités.* Th. de Paris, 1859.

Dominguez. — *Formes atténuées de la maladie de Raynaud.* Thèse de Paris, 1889.

Dor. — *Mal perforant avec troubles trophiques multiples et plaques de gangrène à la jambe.* Thèse de Paris, 1879.

Doutrelepont. — Bericht über den weiteren Verlauf der Falles von acuter multiple Hautgangrän. *Monatshefte für prakt. Dermat.*, 1890, Bd. II, p. 219.

Duplay et Morat. — Recherches sur la nature et la pathogénie du mal perforant plantaire. *Arch. gén. de méd.*, 1873, vol. I, p. 257, 403, 550.

Faisans. — *Des hémorrhagies cutanées liées à des affections du système nerveux et en particulier du purpura myélopathique.* Thèse de Paris, 1882.

Fayard. — *Contribution à l'étude du mal perforant dans l'ataxie locomotrice progressive.* Thèse de doctorat, 1882.

Féré et Batigne. — Note sur un nouveau cas d'asphyxie locale des extrémités avec lésions congénitales de la peau chez un épileptique. *Rev. de méd.*, 1892, p. 891.

Galliard. — Nævus pigmentaire lichénoïde généralisé. *Annales de dermatologie*, 1880, p. 498.

Germain. — *Des lésions trophiques et des troubles sensitifs dans les gelures anciennes.* Thèse de Paris, 1879.

Giraudeau. — Des névrites périphériques. *Arch. de méd.*, 1887, vol. II, p. 578.

Goldschmidt. — Gangrène symétrique et sclérodermie. *Gaz. méd. de Strasbourg*, février 1888.

Gombault. — Névrite parenchymateuse subaiguë et chronique. Névrite segmentaire péri-axile. *Arch. de neurologie*, 1880-1881, t. I, p. 11, 177.

Hardy. — Article Pemphigus, du *Dict. de méd. et de chir. prat.*

Hutchinson. — *Clinical lectures and Reports London hospital.* 1866.

Joffroy et Solmon. — Sur un cas d'hémiplégie avec eschare unilatérale et arthropathie du genou. *Soc. de biologie*, séance du 6 mai 1871. *Gaz. méd.*, 1872, n°s 6, 7 et 8.

Labarraque. — Art. Lèpre, du *Dict. de méd. et de chir. prat.*

Lancereaux. — *Traité d'anatomie pathologique*, 1875, t. I, p. 77.

— Leçons sur les troubles vaso-moteurs et trophiques liés à l'alcoolisme et à quelques autres intoxications. *Union méd.*, 1881.

— Des trophonévroses des extrémités ou acrotrophonévroses. Trophonévrose nécrosique ou gangrène névropathique. *Semaine méd.*, 6 juin 1894.

Lee. — Influence of the nerves in producing *mortification from local* effects of anim. poisons. *Med. Press*, 1872.

Leloir. — Contribution à l'étude des affections cutanées d'origine trophique. *Arch. de physiologie*, 1881, p. 391.

— *Recherches cliniques et anatomo-pathologiques sur les affections cutanées d'origine nerveuse.* Thèse de Paris, 1881.

Letiévant. — *Traité des sections nerveuses.* Paris, 1873.

Leudet. — Recherches sur les troubles des nerfs périphériques, surtout vaso-moteurs, consécutifs à l'asphyxie par la vapeur de charbon. *Arch. de méd.*, 1865, p. 513.

Longet. — *Traité de physiologie*, t. II, p. 476.

Manquat. — *Manuel de thérapeutique*, 1892, t. I, p. 442.

Marcacci (Giorgio). — *Giornale italiano delle malattie veneree et della pelle*, juin 1878.

Meissner et Schiff. — Sur les troubles de nutrition survenant dans l'œil des lapins après la section du trijumeau. *Gaz. hebdomadaire*, 1867, p. 634.

Mery. — *Anatomie pathologique et nature de la sclérodermie.* Thèse de Paris, 1889.

Meyer. — Sclérodermie et rhumatisme. *Gaz. méd. de Strasbourg*, 1887, p. 126 et 135, 1888, p. 1.

Michaud. — État des nerfs dans l'ulcère perforant du pied. *Lyon méd.*, 1876.

Mougeot. — *Recherches sur quelques troubles de nutrition consécutifs aux affections des nerfs.* Thèse de Paris, 1867.

Müller. — *Physiologie.*

Onimus et Ch. Legros. — *Traité d'électricité médicale*, 1888, p. 684.

Panas. — Un cas de gangrène sèche spontanée du pied gauche. *Acad. de méd.*, séance du 5 juin 1894.

Péraire. — Mal perforant palmaire. *Arch. de méd.*, juillet et avril 1886.

Pitres (A.). — Note sur l'anatomie pathologique et la pathogénie de certains cas de gangrène spontanée. *Bull. de la Soc. anat.*, 1874, 3e série, t. X, p. 653.

Pitres et Vaillard. — Contribution à l'étude des gangrènes massives des membres d'origine névritique. *Arch. de physiologie*, 1885, p. 107.

— Affections des nerfs périphériques dans deux cas de mal perforant plantaire et dans quelques autres formes de lésions trophiques des pieds. *Arch. de physiologie*, 1885, p. 208.

Quénu et **Cerné**. — Cure radicale des varices contre les ulcères de jambe. *Bull. de la Soc. de chirurgie*, 1891, p. 698.

Quinquaud. — Lésions trophiques de la main et de l'avant-bras, consécutives à un traumatisme. *Ann. de dermat. et syphil.*, 1892, p. 254.

Raynaud (**Maurice**). — *De l'asphyxie locale des extrémités.* Thèse de Paris, 1862.

— Art. Gangrène, du *Nouveau Dict. de méd. et de chir. prat.*, 1872.

Renaud. — Sur une forme de gangrène successive et disséminée de la peau : l'urticaire gangrenouse. *Méd. moderne*, 1890, n° 9, p. 161.

Rossignot. — *Gangrène symétrique des extrémités chez l'enfant.* Thèse de Paris, 1888-1889.

Rothmann. — Demonstration eines Falles von multipler Hautgangrän. *Deutsche medicin. Wochensch.*, 1890, n° 23.

Rouget. — *Amputations congénitales et Aïnhum.* Thèse de Paris, 1889.

Samuel. — Die trophischen Nerven. Leipzig, 1860.

— Art. Gangrène, *Real. Encyclopädie der gesammten Heilkunde.* Vienne, 1880.

Servier. — Art. Congélation, du *Dict. encyclopédique des sc. méd.*

Spillmann. — Art. Gangrène, du *Dict. Dechambre.*

Verneuil. — Sur une névrotomie pratiquée par M. Quénu dans un cas de gangrène douloureuse. *Acad. de méd.*, séance du 3 juillet 1894.

Vitrac. — Gangrènes consécutives à des lésions traumatiques des nerfs. *Rev. photog. des hôpit.*, 1871, p. 222.

Viville. — *Gangrène des pieds d'origine nerveuse.* Thèse de Paris, 1888.

Vulpian. — Art. Moelle, du *Dict. enclyclopédique*, 1874, p. 343.

— *Leçons sur l'appareil vaso-moteur*, 1875, p. 610.

Weir Mitchell (Traduction Dastre, 1874). — *Des lésions des nerfs et de leurs conséquences.*

Wiglesworth. — Peripheral neuritis in Raynaud's disease. *Brit. med. Journ.*, 1887, p. 57.

Zambaco. — *De la gangrène spontanée produite par perturbation nerveuse.* Thèse de Paris, 1857, n° 34.

Zambaco-Pacha. — La lèpre dans le midi de la France en 1893. *Acad. de méd.*, 9 mai 1893.

TABLE DES MATIÈRES

IMPRIMERIE LEMALE ET Cie, HAVRE

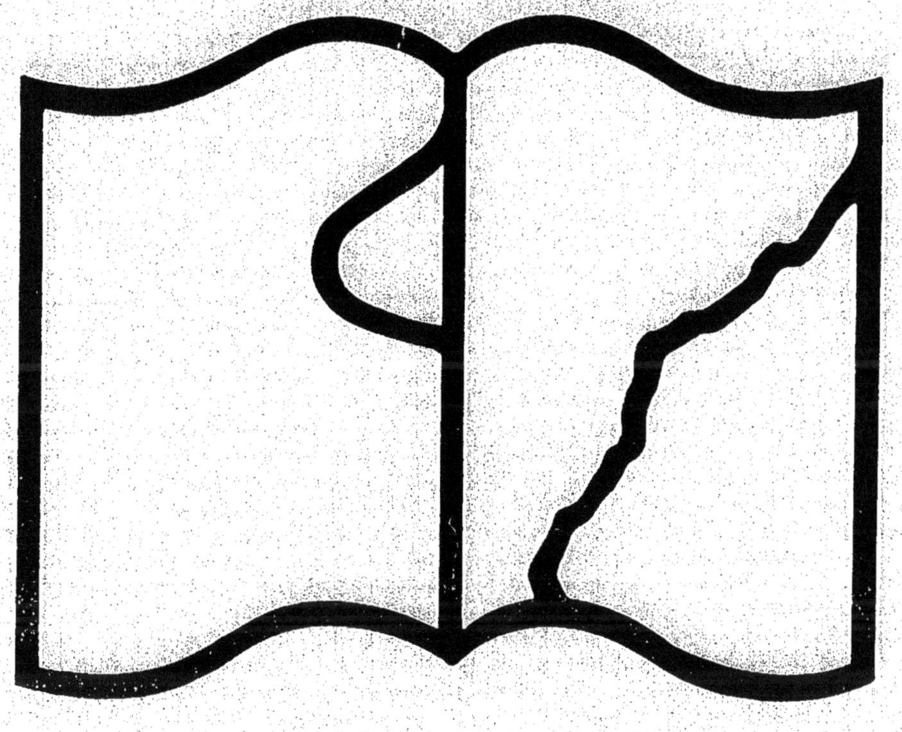

Texte détérioré — reliure défectueuse

NF Z 43-120-11

www.ingramcontent.com/pod-product-compliance
Ingram Content Group UK Ltd.
Pitfield, Milton Keynes, MK11 3LW, UK
UKHW012051240726
13965UKWH00003B/1198

9 782013 598507